Lisa Butterworth

Die KRAFT der STEINE

70 Heilsteine, ihre Wirkung und Anwendung

Fotos von Julia Stotz

INHALT

EINFÜHRUNG 6
Was Kristalle sind + wie 8
   sie wirken
Kristalle kaufen 9
Kristalle anwenden 10
Steine für Zuhause + Arbeit 12
   + Reise + Geschenke
Kristalle pflegen 14
Chakren + Kristalle 19

HEILKRISTALLE 20
Regenbogenquarz 22
Bornit 24
Coelestin 26
Labradorit 28
Bergkristall 30
Herkimer-Diamant 32
Topas 34
Selenit 36
Mondstein 38

Howlith 40
Citrin 42
Amethyst 44
Charoit 46
Apophyllit 48
Kaktusquarz 50
Aqua-Aura-Quarz 52
Lepidolith 54
Mangancalcit 56
Serpentin 58
Azurit 60
Wüstenrose 62
Bandachat 64
Saphir 66
Blauer Aventurin 68
Dumortierit 70
Lapislazuli 72
Fluorit 74
Cordierit 76
Nuummit 78
Sodalith 80

Apatit	82	Hämatit	124
Chalcedon	84	Goldtopas	126
Amazonit	86	Tigerauge	128
Türkis	88	Pyrit	130
Aquamarin	90	Rauchquarz	132
Chrysokoll	92	Mookait	134
Grüner Fluorit	94	Gelber Calcit	136
Rosenquarz	96	Sonnenstein	138
Grüner Aventurin	98	Blutstein	140
Malachit	100	Aragonit	142
Grüner Calcit	102	Zinkit	144
Chrysopras	104	Karneol	146
Rhodonit	106	Roter Jaspis	148
Jade	108	Menalit	150
Rosa Turmalin	110	Schwarzer Onyx	152
Prehnit	112	Obsidian	154
Rhodochrosit	114	Schwarzer Turmalin	156
Peridot	116		
Variscit	118		
Bernstein	120	**REGISTER**	**158**
Gelber Jaspis	122	**DANKSAGUNGEN**	**160**

EINFÜHRUNG

Seit Anbeginn der Zeit haben Kristalle die Menschen fasziniert. Diese wunderschönen Kunstwerke der Erde, von den Elementen geformt, bergen in sich das Wissen und die Geschichten von Tausenden von Millionen Jahren. Kristalle können Sie – wie Lehrer, behutsame Ratgeber und inspirierende Weise – mit Ihrer tiefsten Wahrheit, der Energie der Welt und der Menschen um Sie herum in Einklang bringen. Das Reich der Mineralien kann Ihr Leben mit einer Magie bereichern, die umfassender und tiefer wird, je mehr Sie sich für diese fesselnden Steine öffnen.

Die Kraft der Kristalle zu nutzen ist nichts Neues. Edelsteine und Mineralien wurden seit Urzeiten von fast jeder uns heute bekannten Zivilisation als Talismane und emotionale, spirituelle und physische Heilmittel eingesetzt. Griechen und Römer nutzten sie als Medizin und als schützende Amulette, den Maya und anderen indigenen Völkern Nordamerikas galten sie als heilig, weil sie glaubten, sich mit ihrer Hilfe mit dem Göttlichen verbinden zu können.

Auch in unserer modernen Zeit lassen sich Kristalle mit ihren hohen Schwingungen noch wirkungsvoll anwenden, vielleicht sogar mehr denn je. Sie veranlassen uns, still zu werden, und verbinden uns mit den verschiedenen Energien der Erde, mitten im geschäftigen Alltag unseres urbanen Lebens.

Die Arbeit mit Kristallen weist den Weg zu Heilung, indem sie Blockaden löst, den Energiefluss anregt und unser System wieder ins Gleichgewicht bringt. Wo immer Sie gerade stehen – ob Sie bereits mit Kristallen arbeiten oder erst noch mit der Energie eines Steins in Kontakt treten müssen – dieses Buch beschreibt den Gebrauch und die Pflege von Kristallen und führt in ihre Verwendung bei Ritualen ein. Es enthält ausführliche Informationen über 68 verschiedene Mineralien, geordnet nach den Chakren, denen sie jeweils zugeordnet sind, und ihr breites Spektrum wohltuender Wirkungen auf emotionaler, spiritueller und körperlicher Ebene. Es hat, mit anderen Worten, für jeden etwas zu bieten.

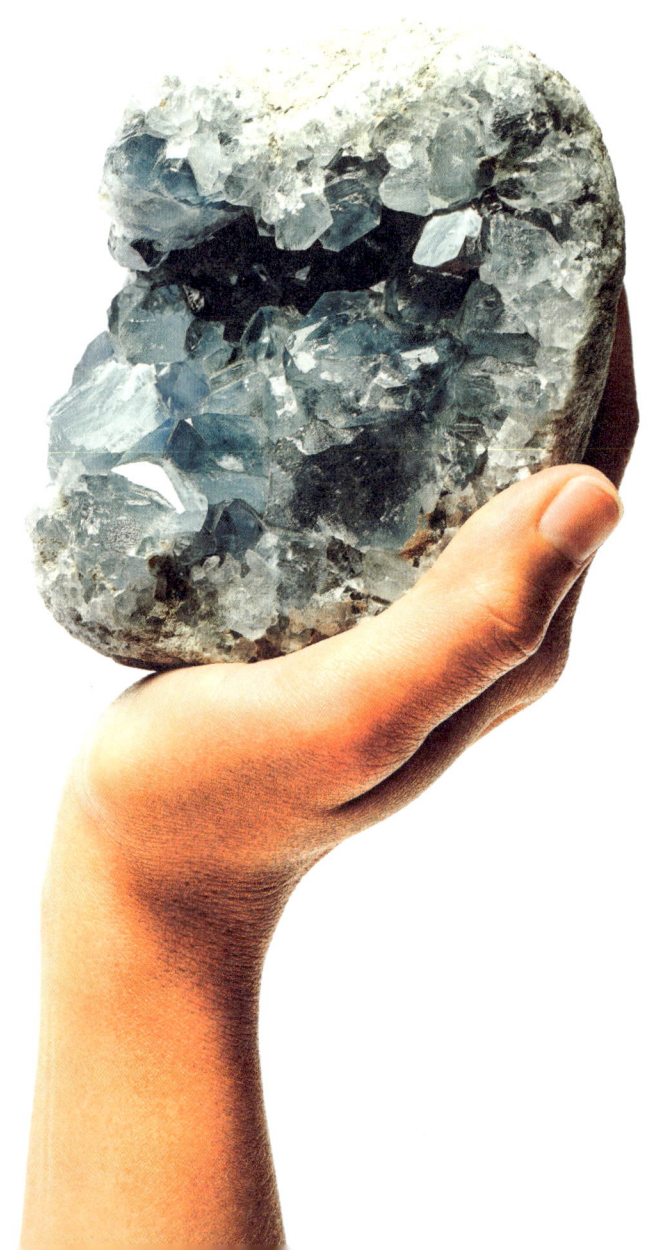

WAS KRISTALLE SIND + WIE SIE WIRKEN

Lange bevor die Sonne, der Mond oder die Erde und das Leben auf der Erde existierten, gab es Mineralien – als interstellaren Sternenstaub, der Zeuge der tiefgründigen kosmischen Entstehung unserer Galaxie war. Auf unserem Planeten gibt es nach heutiger Kenntnis über 4000 Mineralien, und ihre Struktur hat sich ebenso wie das Leben auf der Erde entwickelt. Lebende Organismen und Kristalle haben aufeinander eingewirkt und erzählen seit über vier Milliarden Jahren eine gemeinsame Geschichte.

MINERALIEN + KRISTALLE + GESTEINE: DEFINITIONEN

 Mineral: Eine anorganische chemische Verbindung.

 Kristall: Ein Mineral mit einer geometrischen Struktur, die mikroskopische und makroskopische facettenartige Flächen aufweist.

 Gestein: Eine harte Masse aus zahlreichen Mineralien.

Kristalle sind allein schon ästhetisch eindrucksvoll.. Aber was ist mit den Mineralien, die in den Augen derer, die mit ihnen arbeiten, so heilend sind?

 Energie: Kristalle vibrieren aufgrund ihrer Energie, wie alle Materie. Diese Energie spüren Sie, wenn Sie einen Kristall halten oder ein Kristall Sie anspricht – die Energie der Erde in ihrer reinsten Form, das Wissen von Milliarden von Jahren, enthalten in ihrer geometrischen Struktur.

 Farbe: Die leuchtende Farbe eines Kristalls kann wohltuend sein. Als eine Form der Farbtherapie schenkt sie Leidenschaft oder Ruhe.

 Absicht: Rituale mit Kristallen fordern Sie auf, sich auf Ihre Hoffnungen, Träume und Wünsche zu fokussieren. Sie sind Führer, Lehrer, Talisman und erinnern, sich zu verbinden, ruhig zu werden und das Herz zu heilen.

Kristalle sind eine wundervolle Ergänzung für eine ganzheitliche Lebensweise und können eine heilende, unterstützende Maßnahme der Selbstfürsorge sein. Sich die Zeit zu nehmen, mit diesen Mineralien zu arbeiten, ist der erste Schritt hin zu wichtigen Veränderungen von Denk- und Verhaltensmustern. Öffnen Sie Ihren Geist für ihre Lektionen und ihren Einfluss, und Sie werden Ihre Beziehung zu diesen unglaublichen Schönheiten vertiefen.

KRISTALLE KAUFEN: WIE SIE EINE PERSÖNLICHE SAMMLUNG ANLEGEN

Mit Kristallen zu arbeiten ist ein intuitiver und sehr anpassungsfähiger Prozess. Sie brauchen nicht zu warten, bis Sie eine ganze Sammlung von Mineralien angelegt haben, um ihre Wohltat zu spüren. Beginnen Sie einfach mit demjenigen Mineral, zu dem Sie sich hingezogen fühlen.

Auswählen: Die Welt der Kristalle ist ebenso vielfältig wie deren Eigenschaften. Ein einziger Kristall kann so unterschiedlich wirken, dass er Sie aus einem völlig anderen Grund anspricht als jemand anderes. Vertrauen Sie Ihrem Bauchgefühl und experimentieren Sie unvoreingenommen. Vermutlich stellen Sie fest, dass es von Ihren Bedürfnissen und Wünschen abhängt, welcher Stein Sie anspricht. Wenn Sie denken, Sie sollten mit einem bestimmten Stein arbeiten, um Hilfe oder Unterstützung für ein spezifisches Thema zu finden, aber keine Verbindung zu ihm spüren, sollten Sie nichts erzwingen. Suchen Sie einen anderen Stein, der sich richtig anfühlt.

Kaufen: Wählen Sie Ihre Kristalle möglichst selbst aus. Oft spüren Sie, welcher Stein Sie am besten unterstützt. Kristallhändler und esoterische Geschäfte haben oft eine große Auswahl an Steinen im Angebot, aber auch auf Edelsteinmessen findet man sie. Erkundigen Sie sich, ob und wann eine in Ihrer Nähe stattfindet. Alternativ finden Sie auch im Internet ein breites Angebot. Weil Kristalle die Energie ihrer Umgebung aufnehmen, sollten Sie sie von einem vertrauenswürdigen Händler kaufen, der nur echte Stücke anbietet. Dennoch sollten Sie jeden neu erworbenen Kristall zuerst reinigen (s. S. 14).

Varianten: Kristalle liegen in unterschiedlichen Formen vor, die ihre Energie und die Art ihrer Anwendung beeinflussen. Wählen Sie diejenige, die Sie am meisten anspricht.

Roh: Rohe, unpolierte Steine gelangen direkt aus der Erde in Ihre Hände. Manche glauben, diese Steine hätten eine höhere Energie. Aber finden Sie das am besten für sich selbst heraus.

Trommelgeschliffen: Ein trommelgeschliffener Kristall ist in der Regel kleiner, rund und poliert. Er hat eine glatte Oberfläche, die die Farben und viele Details sichtbar macht. Trommelgeschliffene Steine lassen sich leichter auf den Körper legen und in eine Tasche stecken.

Form: Neben dem Kristall selbst kann auch die Form die Anwendungen oder Eigenschaften beeinflussen. Spitzen können negative Energie aus dem Körper ziehen, wenn sie von ihm weg zeigen. Kristalle mit zwei Spitzen unterstützen das Gleichgewicht und verbessern den Energiefluss in beide Richtungen. Pyramidenformen sollen die Eigenschaften des Kristalls verstärken. Kugelförmige Kristalle erinnern an die Ganzheit des Universums und die Unendlichkeit von Energie – sie strahlen in alle Richtungen.

KRISTALLE ANWENDEN: VERBUNDENHEIT HERSTELLEN + RITUALE ENTWICKELN

Wie Sie mit Ihren Kristallen in Kontakt treten und deren Wirkung spüren, ist etwas sehr Persönliches. Vielleicht meditieren Sie am liebsten mit Rosenquarz, legen grünen Aventurin auf einen Altar oder Amethyst unter Ihr Kopfkissen. Eventuell bevorzugen Sie für einen Kristall eine bestimmte Methode. Vielleicht legen Sie ihn auf einen Altar, möchten ihn aber später näher bei sich haben und tragen ihn dann am Körper. Lassen Sie sich auch hier von Ihrer Intuition (und den Steinen) leiten.

RITUALE MIT KRISTALLEN

Rituale können Ihrer Arbeit mit Kristallen mehr Intensität und Dynamik verleihen. Sie erhöhen auch die Achtsamkeit und sind eine wunderbare Art der Selbstfürsorge, die Ihr gesamtes Wohlbefinden steigert. Nachfolgend finden Sie sieben Arten, mit Kristallen zu arbeiten, sowie Vorschläge für Rituale – experimentieren Sie damit und haben Sie Freude dabei!

Altar: Ein Altar gibt Ihren Absichten und Wünschen physische Gestalt. Zudem erhalten Ihre Kristalle einen heiligen Raum, um ihre Wirkung zu entfalten.

Ritual: Wählen Sie einen Platz für Ihren Altar – z. B. auf einem Regal oder Tisch. Verbrennen Sie getrocknete Kräuter oder Holz, um mit dem Rauch die Energie an dieser Stelle zu reinigen. Legen Sie Ihre Absicht fest und arrangieren Sie intuitiv den Kristall und andere heilige Objekte, die mit dem Zweck Ihres Altars harmonieren. Legen Sie einen neuen Altar an, wenn Ihre Absicht sich manifestiert hat oder Sie sich berufen fühlen, Raum für etwas anderes zu schaffen.

Bad: Legen Sie wasserfeste Kristalle in Ihr Badewasser, um es mit deren Energie anzureichern. So können Sie sanft in deren Farben und Schwingungen eintauchen. Die Kristallenergie verstärkt die verjüngende Wirkung des Bades.

Ritual: Bereiten Sie Ihr Badezimmer vor. Dimmen Sie das Licht, zünden Sie Kerzen oder Räucherstäbchen an oder tupfen Sie beruhigendes ätherisches Öl auf Ihre Schläfen. Lassen Sie Ihr Bad ein und legen Sie Kristalle hinein, die mit Ihren Absichten harmonieren – Amethyst und Rosenquarz eignen sich gut. Bevor Sie in die Wanne steigen, nehmen Sie mehrere tiefe, reinigende Atemzüge, schließen die Augen und meditieren über Ihre Absicht. Tauchen Sie in das energetisierte Wasser ein.

Trinken: Wenn Sie Wasser trinken, das durch Kristalle angereichert wurde, absorbieren Sie auf subtile Weise deren Energie. Legen Sie den Stein in Ihr Glas oder über Nacht in einen Krug. Nicht alle Kristalle eignen sich dafür. Manche enthalten Gifte, und natürlich sollten keine wasserlöslichen Kristalle verwendet werden. Informieren Sie sich, bevor Sie dies ausprobieren.

Ritual: Kristallwasser kombiniert mit Mondlicht ergibt ein noch kräftigeres Elixir. Füllen Sie bei Vollmond einen Glaskrug mit Trinkwasser. Legen Sie einen Bergkristall hinein und stellen Sie das Gefäß über Nacht ins Mondlicht. Trinken Sie die sanfte, feminine Energie des Mondes kombiniert mit der reinigenden Wirkung des Bergkristalls.

Gitter: Das Legen von Kristallgittern ist eine meditative Praxis und kann die Intension Ihrer Kristallarbeit verstärken. Dabei arrangiert man die Steine so, dass man sich die Kraft der heiligen Geometrie zunutze macht. Die Gitter können einfach oder kompliziert sein.

Ritual: Wählen Sie einen Platz für Ihr Gitter und reinigen Sie ihn durch Räuchern. Formulieren Sie Ihre Absicht und wählen Sie die unterstützenden Kristalle. Legen Sie sie von außen nach innen auf ein heiliges geometrisches Muster (diese finden Sie im Internet zum Ausdrucken oder Abzeichnen) und vergegenwärtigen Sie sich Ihre Absicht. Legen Sie zuletzt in die Mitte den »Meister«-Kristall. Zentrieren Sie sich mithilfe tiefer Atemzüge und visualisieren Sie Ihre Intention.

Meditation: Einen bestimmten Stein während des Meditierens zu halten (oder in der Nähe zu haben), kann die Meditation vertiefen und Ihr Bewusstsein und/oder Ihre Verbundenheit mit der Erde stärken.

Ritual: Wählen Sie einen Stein (z. B. Fluorit, Coelestin oder Rauchquarz). Setzen Sie sich an einen ruhigen Ort, nehmen Sie mehrere tiefe, reinigende Atemzüge, schließen Sie die Augen und kommen Sie zur Ruhe. Nehmen Sie den Stein, mit dem Sie arbeiten möchten, in die Hand

(oder legen Sie ihn in die Nähe) und stellen Sie sich vor, wie seine Energie in Ihren Körper dringt und Ihren Geist beruhigt. Konzentrieren Sie sich auf Ihren Atem, während Sie sich in diesem Energiefeld aufhalten.

Körperkontakt: Legen Sie die Steine direkt auf Ihren Körper, insbesondere auf die Chakren (s. S. 18–19), um Energieblockaden zu lösen und ihre positive Wirkung dorthin zu leiten, wo sie am meisten benötigt wird.

Ritual: Bestimmen Sie ein Chakra und wählen Sie einen Kristall, der es unterstützt. Legen Sie sich auf den Rücken, nehmen Sie mehrere reinigende Atemzüge und kommen Sie zur Ruhe. Legen Sie den Kristall auf das Chakra, das Sie reinigen, öffnen oder heilen möchten – z. B. Amazonit auf Ihr Herz oder Cordierit auf Ihr drittes Auge. Visualisieren Sie, wie seine Energie in Ihren Körper strahlt, bis Sie spüren, dass es genug ist. Nehmen Sie einen tiefen, reinigenden Atemzug und drücken Sie Ihre Dankbarkeit aus, in Gedanken oder laut.

Schlaf: Beruhigende Kristalle auf dem Nachttisch oder unter dem Kopfkissen lassen Sie deren Energie einfach im Schlaf aufnehmen.

Ritual: Dimmen Sie das Licht, halten Sie einen Dumortierit in der Hand und nehmen Sie einen zentrierenden, reinigenden Atemzug. Visualisieren Sie seine Energie und den Schlaf, den er Ihnen schenkt. Legen Sie den Stein in oder unter Ihr Kissen und gleiten Sie in den Schlaf.

STEINE FÜR ZUHAUSE + ARBEIT + REISE + GESCHENKE: ALLTAGSMAGIE

 ZUHAUSE
Diese Kristalle sind besonders gut für Ihr Zuhause geeignet:

Kristall	Raum	Wirkung
Aragonit	Küche	Erdenergie, wertet die Essenszubereitung auf
Apophyllit	Gästezimmer	Ruhe & Frieden; lindert Allergien
Coelestin	Schlafzimmer	Positive Energie; göttliches Bewusstsein, Entgiftung
Bergkristall	Bad	Reinigung & Energieregulierung
Pyrit	Eingang	Schutz, Erdung & Aufhellung der Stimmung
Selenit	Wohnzimmer	Reinigt Energie & erzeugt einen heiligen Raum
Rauchquarz	Büro	Absorbiert elektromagnetische Strahlung

 ARBEIT
Laden Sie Ihren Arbeitstag mit der positiven Energie dieser Steine auf:

Kristall	Wirkung
Amazonit	Klare, vertrauensvolle Kommunikation
Schwarzer Turmalin	Schutz vor Negativität & elektromagnetischer Strahlung
Citrin	Vertrauen, Motivation & Kreativität
Grüner Aventurin	Zieht Überfluss an & verbessert Führungsqualitäten
Sodalith	Fördert Logik, Ordnung & das Gefühl eines gemeinsamen Ziels
Tigerauge	Schenkt stabilisierende Energie & zieht Wohlstand an

REISE

Sind Heilsteine erst einmal fester Bestandteil Ihrer Selbstfürsorge geworden, werden Sie sich nicht mehr ohne sie auf Reisen begeben wollen.

Kristall	Wirkung
Wüstenrose	Lindert Phobien (wie Flugangst) und Reiseübelkeit
Schwarzer Turmalin	Gegen negative Energie; für körperliche, psychische & spirituelle Balance
Hämatit	Erdend; bekämpft Ängste
Labradorit	Inspiriert zu Abenteuern, Schutz & Gefühl für Magie
Malachit	Bietet Schutz; verbessert Immunität & Energie
Mondstein	Schützt Reisende, insbesondere nachts
Rhodonit	Gleicht Gefühle aus & nährt die Liebe

GESCHENK

Wählen Sie einen Kristall mit einer bestimmten Absicht und lassen Sie den Beschenkten wissen, warum Sie diesen Stein für ihn gewählt haben.

Kristall	Wirkung	Geeigneter Anlass
Rosenquarz	Bedingungslose Liebe; nährende Energie	Geburtstag, Brautparty, Beileid, Freundschaft
Amethyst	Innerer Frieden & Ruhe	Gratulation, werdende Mutter, Freundschaft, Genesung
Herkimer-Diamant	Harmonie & Offenheit; kann vom Geber mit Liebe aufgeladen werden	Brautparty, Freundschaft, Wohnungseinweihung, Hochzeit
Fluorit	Gleichgewicht & Schutz	Geburtstag, Wohnungseinweihung, neuer Job
Chrysokoll	Weiblichkeit, Zärtlichkeit	Werdende Mutter, Genesung

KRISTALLE PFLEGEN: WIE SIE IHRE STEINE
REINIGEN, AUFLADEN + AUFBEWAHREN

Mit Kristallen zu arbeiten ist der Pflege einer neuen Beziehung nicht unähnlich. Sie brauchen Fürsorge und Aufmerksamkeit, und je mehr Sie Ihnen geben, desto stärker werden Sie sich mit ihnen verbunden fühlen und desto mehr Magie werden Sie erleben. Hier finden Sie einige allgemeine Hinweise für die Pflege Ihrer Mineralien.

REINIGEN & AUFLADEN

So wie Kristalle Energie abgeben, können sie diese auch aufnehmen und ganz verlieren, weshalb sie gereinigt und aufgeladen werden müssen. Reinigen Sie jeden Kristall, den Sie neu erworben haben, es sei denn, er wurde Ihnen mit einer bestimmten Absicht geschenkt. Kristalle, die Sie benutzen, um starke Gefühle zu verarbeiten oder elektromagnetische Strahlung abzuwehren, sollten Sie regelmäßig neu aufladen. Hören Sie auf Ihre Intuition – Ihre Kristalle werden Ihnen sagen, wann sie neue Energie brauchen. Es gibt verschiedene Möglichkeiten, Kristalle zu reinigen und aufzuladen, doch sie sind nicht für alle Kristalle gleich, weil diese unterschiedlich porös sind. Informieren Sie sich daher, bevor Sie sie reinigen.

Salz: Kristalle mit Salz zu reinigen ist ein verbreitetes Ritual. Es gibt verschiedene Vorgehensweisen.

01. Eine Schüssel mit Wasser füllen und pro 225 ml Wasser 1 Esslöffel Meersalz einrühren. Den Kristall 1 Stunde bis 1 Tag in das Wasser legen, unter fließendem Wasser abspülen und trocken tupfen.
02. Alternativ eine Schüssel mit Meersalz füllen und die Kristalle 1 Stunde bis zu mehreren Tagen darin eingraben (oder darauflegen). Salzreste abbürsten.

Rauch: Mit dem Rauch von getrockneten Kräutern oder heiligem Holz lässt sich die Energie eines Kristalls sicher und effizient reinigen. Am gebräuchlichsten sind Salbei und Palo Santo, aber Sie können jedes Kraut oder Holz Ihrer Wahl nehmen. Kräuter, die Sie selbst gesammelt und getrocknet haben, oder Holz, das Sie gefällt und gehackt haben, verleiht dem Ritual mehr persönliche Kraft.

Zum Reinigen entzünden Sie einen Bund getrocknete Kräuter oder ein Stück Holz, blasen die Flamme aus und lassen Ihren Kristall von dem entweichenden Rauch einhüllen.

Wasser: Auch mit Wasser lassen sich Kristalle reinigen und aufladen, sofern es die Steine nicht beschädigt.

01. Den Kristall in einem Glas oder einer Schüssel mehrere Minuten unter fließendes Wasser legen. Trocken tupfen.
02. Den Kristall in einem Wäschebeutel mehrere Minuten in einen Bach tauchen. Trocken tupfen.
03. Bei Regen die Kristalle mehrere Minuten in einer Schüssel ins Freie stellen. Trocken tupfen. Oder Regenwasser in einer Schüssel sammeln und die Kristalle hineinlegen.

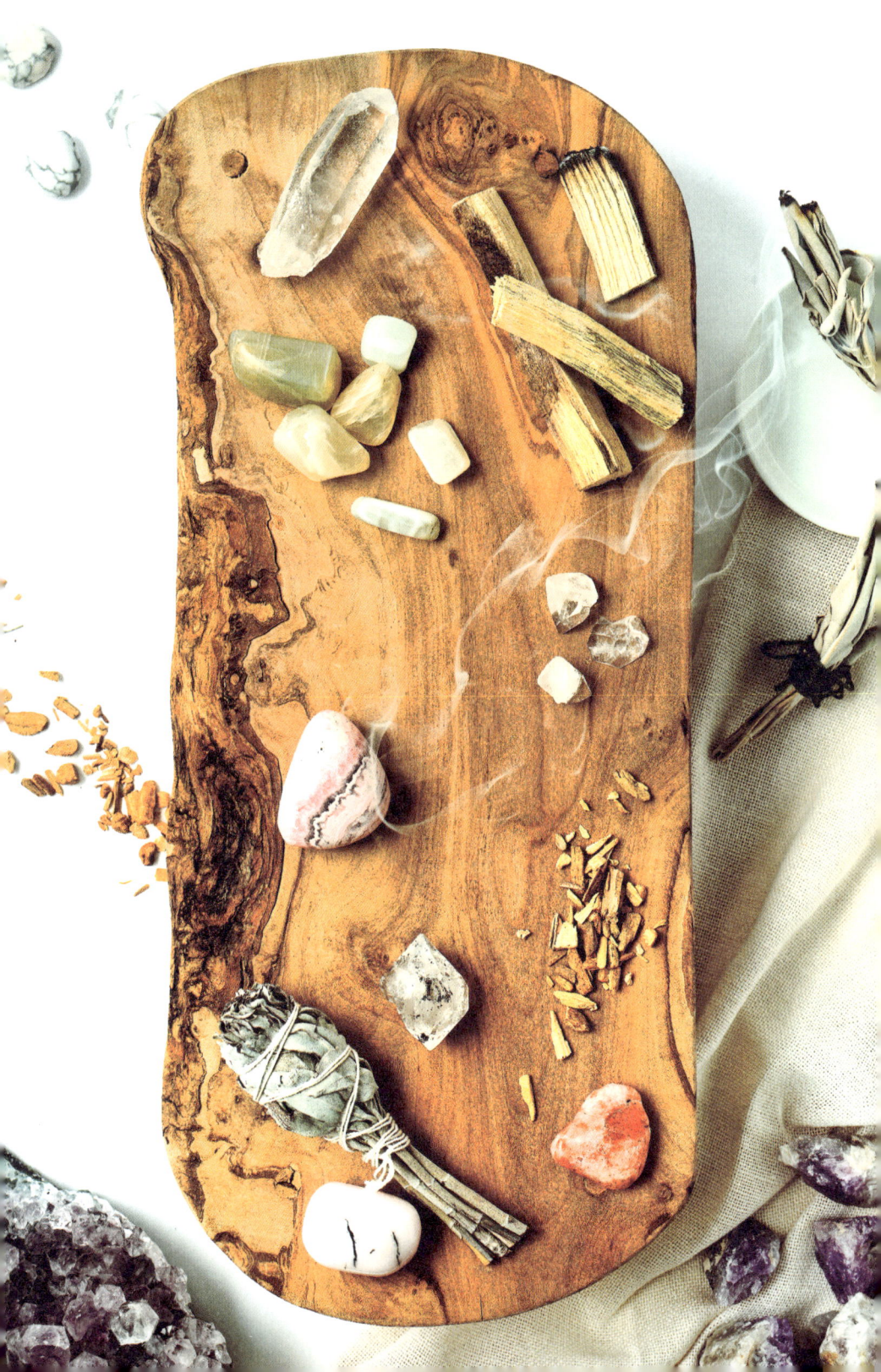

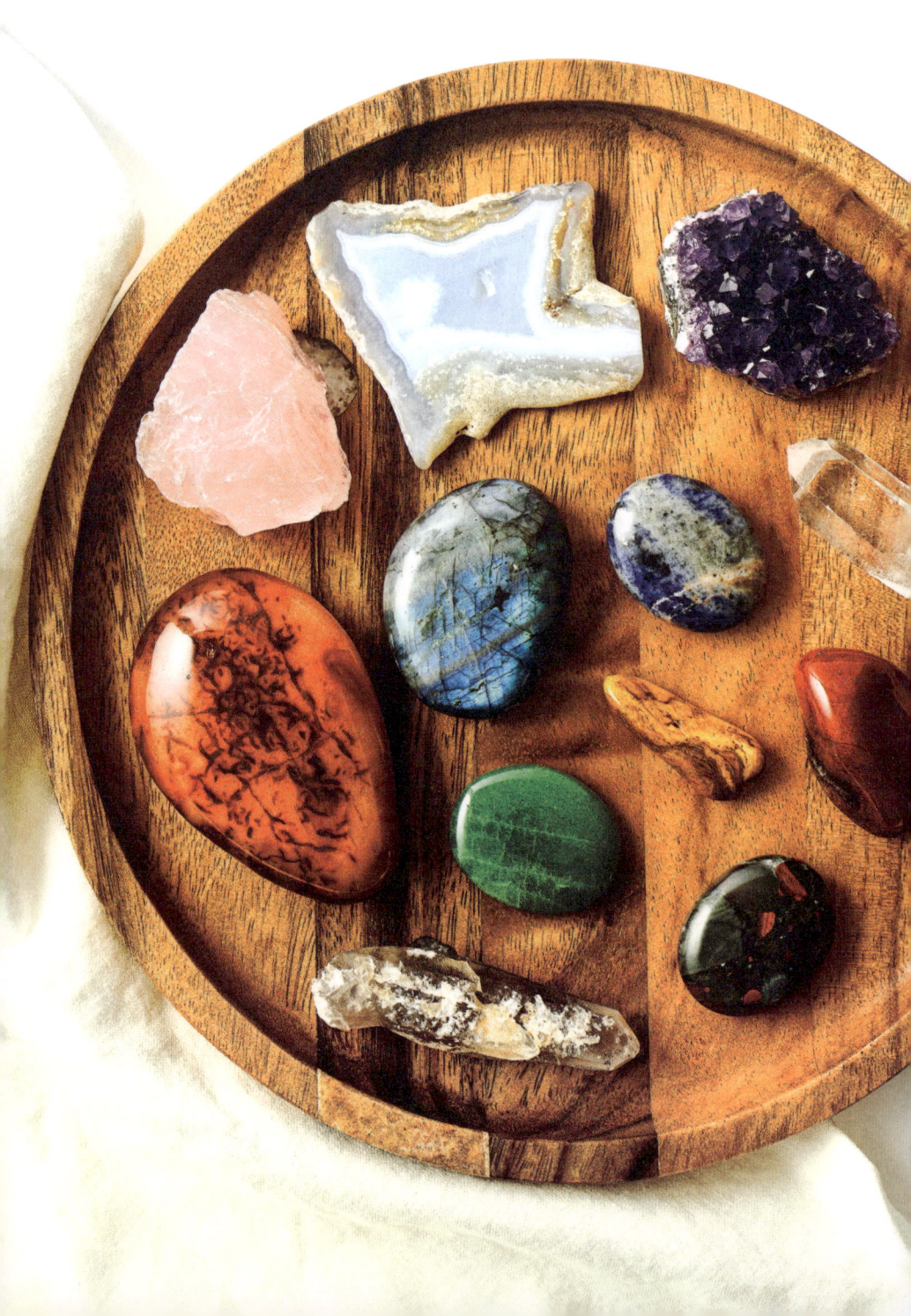

Mondlicht: Mit der Schwingung des Mondes lassen sich Ihre Kristalle auf kraftvolle Weise reinigen und aufladen. Seine feminine Energie ist so sanft, dass diese Methode vollkommen sicher ist.

Um Ihre Kristalle in Mondlicht zu baden, legen Sie sie bei Sonnenuntergang für die Nacht auf einen Tisch oder eine Fensterbank ins Freie, insbesondere bei Voll- und Neumond. Kristalle regelmäßig nach dem Mondkalender zu reinigen, sorgt auf einfache Weise dafür, dass Sie dieses Ritual verlässlich einhalten.

Sonnenlicht: Sie können Ihre Kristalle auch mit der maskulinen Kraft der Sonne reinigen und aufladen, aber diese Methode eignet sich nicht für alle Kristalle – manche verblassen oder zerspringen unter ihrem Einfluss. Informieren Sie sich, ob Ihr Kristall lichtunempfindlich ist, bevor Sie diese Methode anwenden.

Für ein Sonnenbad legen Sie Ihre Kristalle in der Morgendämmerung ins Freie, auf einen Tisch oder eine Fensterbank, wo sie bis Sonnenuntergang in Licht gehüllt sind.

Erde: Kristalle in der Erde wieder aufzuladen ist eine weitere naturfreundliche Methode, insbesondere für Steine mit erdenden Eigenschaften.

Wenn Sie einen Garten haben, graben Sie ein kleines Loch in die Erde und legen Ihren Kristall hinein. Markieren Sie die Stelle, damit Sie ihn leicht wiederfinden. Lassen Sie Ihren Kristall über Nacht dort liegen. Alternativ können Sie Ihren Kristall auch in die Erde einer Topfpflanze oder eines Kräutertopfes eingraben.

Visualisierung: Die Reinigung von Kristallen mit der Energie Ihrer Gedanken ist eine weitere effiziente, sichere Methode.

Nehmen Sie mehrere tiefe, reinigende Atemzüge. Halten Sie Ihren Kristall in beiden Händen und konzentrieren Sie sich auf ihn. Visualisieren Sie ein helles, weißes, heilendes Licht, das von der Mitte des Kristalls nach außen strahlt, bis der Kristall ganz eingehüllt ist. Fahren Sie fort, bis Sie visualisiert haben, dass sich alle gespeicherte Energie im Licht aufgelöst hat.

Aufbewahren: Kristalle lassen sich gerne präsentieren, vor allem, wenn Sie Ihnen regelmäßig Liebe und Aufmerksamkeit schenken und sie reinigen oder aufladen, wenn das Ritual es erfordert. Doch wenn Ihre Sammlung wächst oder Sie mit bestimmten Steinen arbeiten, möchten Sie manche vielleicht wegräumen. Legen Sie zuerst trommelgeschliffene und rohe Steine beiseite und lassen Sie bei empfindlichen Kristallen besondere Vorsicht walten. Die aussortierten Steine können Sie nun nach Belieben ordnen, etwa nach Größe, Farbe oder Chakra-Verbindung. In platzsparenden Zugbeuteln aus Stoff sind sie gut geschützt. Oder sie bewahren sie in Schubladen in Schachteln oder gefütterten Holzkästchen auf. Wickeln Sie besonders empfindliche Steine in ein Seidentuch oder in einen anderen weichen Stoff.

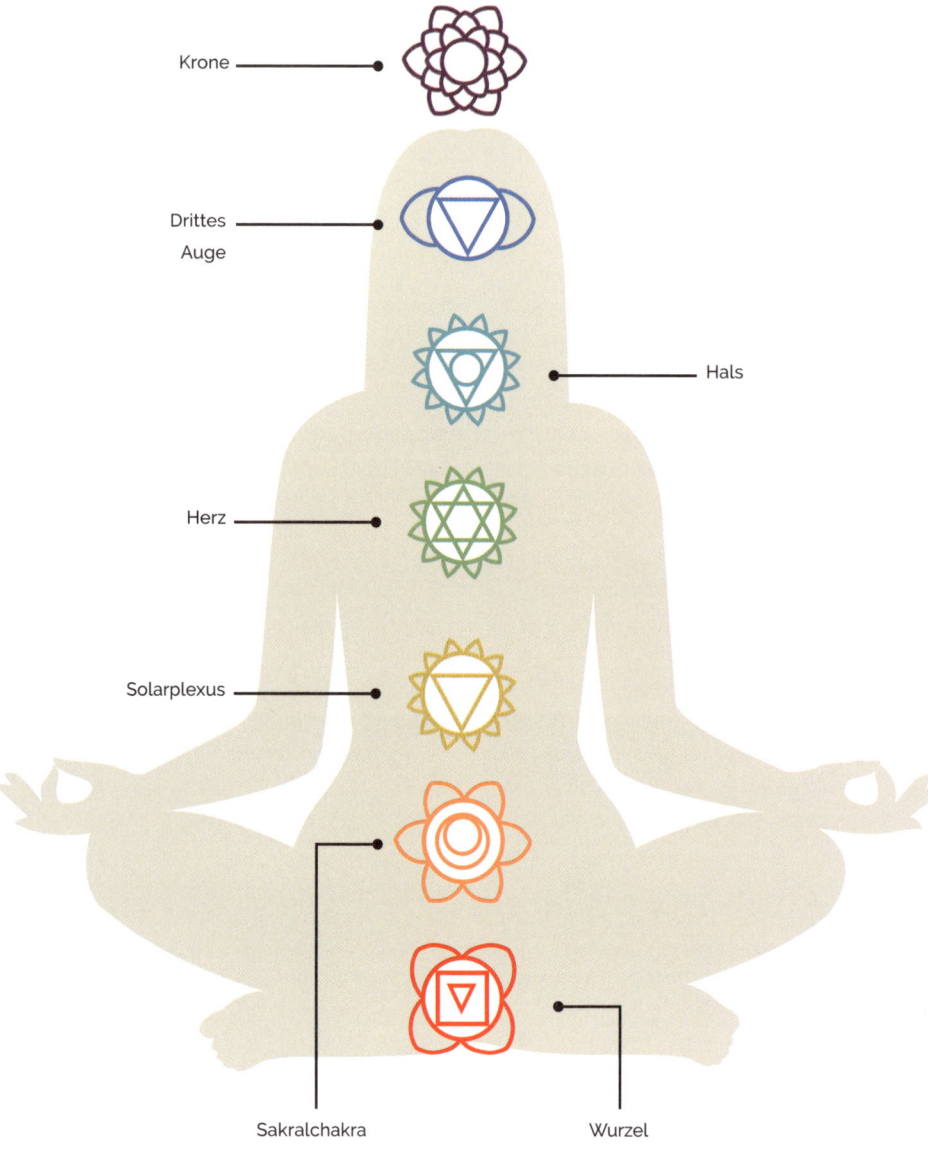

Krone

Drittes
Auge

Hals

Herz

Solarplexus

Sakralchakra

Wurzel

CHAKREN + KRISTALLE: DIE ENERGIE MIT MINERALIEN AUSGLEICHEN

Chakren sind spirituelle Energiezentren entlang der Wirbelsäule, vom Becken-boden bis zur Krone. Dieses System wurde vor vielen Jahrtausenden in Indien entwickelt, und das Sanskrit-Wort »Chakra« bedeutet Rad oder Kreis. Jeder Kristall entspricht einem oder mehreren Chakren. Die Arbeit mit Kristallen kann Blockaden sanft auflösen, den Energiefluss steigern und das System ins Gleichgewicht brin-gen. Den sieben Hauptchakren ist unten jeweils ein Kristall zugeordnet.

Name	Kristall	Wirkung
Krone: Spiritualität & göttliches Wissen	Amethyst	Spirituelles Erwachen
Drittes Auge: Intuition & Weisheit	Dumortiert	Intuition
Hals: Kommunikation & Selbstausdruck	Amazonit	Wahrheit
Herz: Liebe & Mitgefühl	Chrysokoll	Zärtlichkeit
Solarplexus: Macht & Selbstachtung	Sonnenstein	Energetisierend
Sakral: Freude & Kreativität, Gefühlszentrum	Zinkit	Leidenschaft
Wurzel: Grundlegend; physisches Überleben, einschließlich Finanzen & Nahrung	Roter Jaspis	Vitalität

Zusätzlich zu diesen bekannten Chakren gibt es weitere, innerhalb wie außerhalb des Körpers gelegene Chakren, sowohl über der Krone als auch unter den Füßen. Dazu zählen das höhere Erdchakra, das Erdchakra, das höhere Herzchakra und das höhere Kronenchakra.

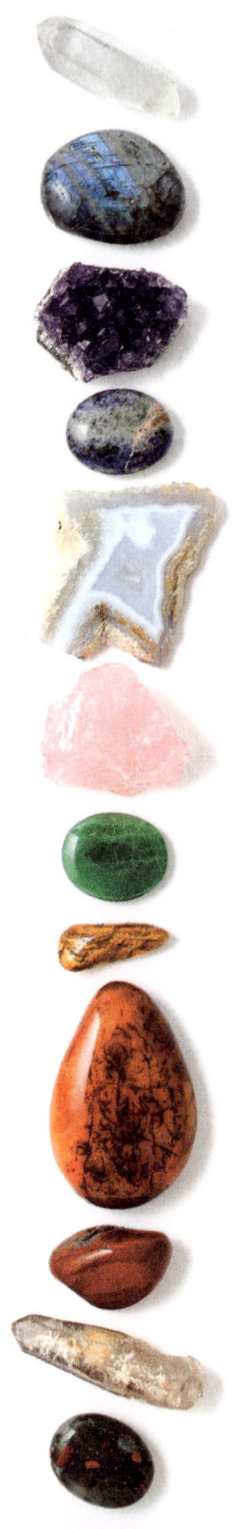

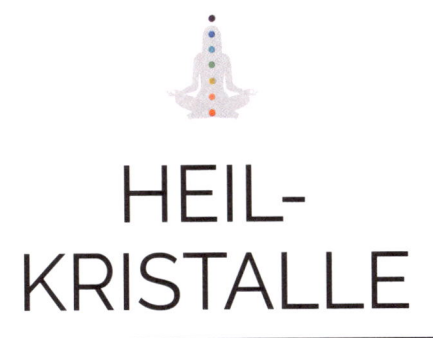

HEIL-
KRISTALLE

Ein Leitfaden zur Arbeit mit Kristallen nach den Chakren

REGENBOGENQUARZ

Ausstrahlung ✦ Optimismus ✦ Wachstum

 Farbe: Transparent mit Regenbogenfarben

 Chakra: Alle

 Vorkommen: Brasilien

Warum er magisch ist: Regenbogen-quarz ist ein Stein der Transformation. Nach einem Verlust oder in Zeiten der Trauer kann er Ihnen helfen, die Dunkelheit hinter sich zu lassen und die Liebe zum Leben zu erneuern – er ebnet den Weg zu einem Neustart. So wie er alle Farben des Regenbogens enthält, kann er jedes Chakra öffnen und ausgleichen. Er schenkt spirituelle und physische Harmonie, und energe-tisiert und harmonisiert alle Systeme des Körpers. Dieser faszinierende Quarz ist bekannt für kraftvolle Mani-festation. Er reinigt negative Energie, sodass Sie Ihre Wünsche fokussieren können. Er kann das Bewusstsein stei-gern und Sie ins Licht der Liebe hüllen.

Wissenswert: Innere Risse erzeugen den sichtbaren Regenbogen in dieser schönen Bergkristall-Varietät. Er ist dem Irisquarz sehr ähnlich.

ANWENDUNGEN:

 Persönlich: Meditieren Sie mit Regenbogenquarz auf Ihrem Solarplexus, um Ihre Chakren zu reinigen.

 Zuhause: Platzieren Sie ihn in einem sonnigen Raum, um seine positiven Schwingungen zu intensivieren.

  Arbeit: Wenden Sie ihn an, um einen unternehmerischen Rückschlag zu verarbeiten.

BORNIT

Freude ✦ Kreativität ✦ Wiedergeburt

 Farbe: Irisierend

 Chakra: Alle

 Vorkommen: Österreich, England, USA

Warum er magisch ist: Bornit ist als Stein des Glücks bekannt. Sein metallisch-irisierender Glanz strahlt einen tiefen Optimismus aus und öffnet die Augen für die Freude im Leben, insbesondere die Freude an alltäglichen Kleinigkeiten oder in Zeiten von Trauer oder Traurigkeit. Er unterstützt nicht nur dabei, die uns umgebende Fülle zu sehen, sondern verhilft auch zu neuer Wertschätzung für alles, was das Leben zu bieten hat. So zeigt er neue Perspektiven auf und hilft der Kreativität auf die Sprünge. Seiner vielfarbigen Oberfläche entsprechend kann dieser Stein jedes Chakra reinigen und harmonisieren und die Körperenergien ins Gleichgewicht bringen. Er soll auch in der Lage sein, den Stoffwechsel zu regulieren, die Immunität zu verbessern und die Entgiftung zu fördern.

Wissenswert: Bornit ist nach dem österreichischen Mineralogen Ignaz von Born benannt. Es ist ein Kupfer-Eisen-Sulfid, dessen Oberfläche zu irisieren beginnt, wenn sie anläuft. Es wird auch Pfauenerz genannt.

ANWENDUNGEN:

 Persönlich: Legen Sie den Kristall auf das dritte Auge, um Blockaden zu lösen und die Energie in den Chakren zu erhöhen.

 Zuhause: Reinigt einen Raum von negativer Energie und schützt zugleich davor.

  Arbeit: Hilft insbesondere bei Antritt eines neuen Jobs oder einer neuen Position.

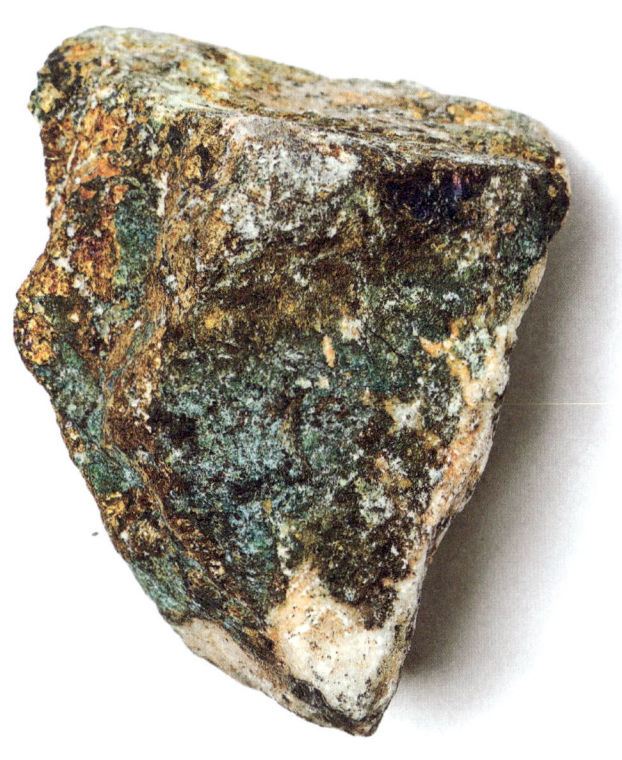

COELESTIN

Spiritualität + Intuition + Ruhe

 Farbe: Sanftes Blau

 Chakra: Höhere Krone + Krone + Hals + Solarplexus

 Vorkommen: Madagaskar

Warum er magisch ist: Coelestin schenkt kosmische Geborgenheit, seine Schwingungen weiten Ihr Denken. Wie Azurit gilt er als Stein des Himmels, weil er die Kommunikation mit dem Göttlichen unterstützen soll. Er schenkt ein Gefühl des Friedens und Wohlbefindens im Hinblick auf den eigenen Platz im großen Plan des Universums. Coelestin kann Unklarheit beseitigen, er hilft, dem Wahren zu vertrauen, und er kann den Raum für die Arbeit am höheren Selbst schaffen. Öffnen Sie Ihren Geist und Ihr Herz mit diesem Kristall. Er kann auch Ihre Träume verbessern, indem er einen Weg zum Unterbewusstsein und zu den Ebenen jenseits des Physischen bahnt. Auch soll er Beschwerden von Hals, Mund und Sprache lindern und den Körper entgiften.

Wissenswert: Der Name dieses Minerals ist vom lateinischen *coelestis* abgeleitet, was Himmelblau bedeutet. Reines Coelestin (Strontiumsulfat) ist farblos. Vermutlich erzeugen Spuren verschiedener Verunreinigungen den beliebten Blauton.

ANWENDUNGEN:

 Persönlich: Halten Sie den Kristall beim Meditieren auf Ihrem Schoß, um sich auf höherer Ebene mit dem Göttlichen zu verbinden.

 Zuhause: Legen Sie den Stein auf Ihren Nachttisch, damit Sie sich besser an Ihre Träume erinnern und morgens von positiver Energie erfüllt sind.

 Arbeit: Der Kristall lindert durch Arbeit verursachte Stress- und Angstzustände.

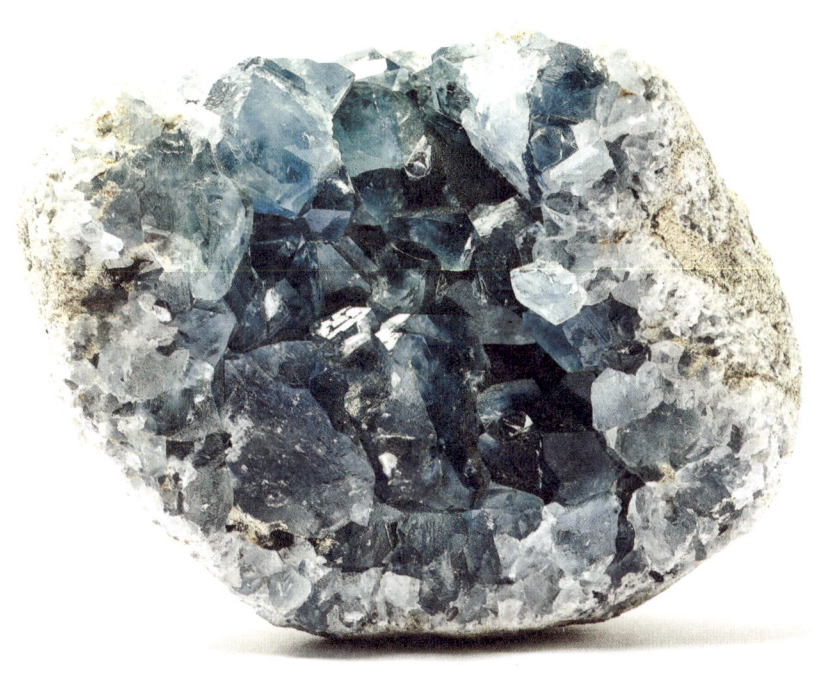

LABRADORIT

Intuition + Kreativität + Erwachen

 Farbe: Grau + irisierend

 Chakra: Höhere Krone + Krone + Drittes Auge + Solarplexus

 Vorkommen: Australien, Kanada, Finnland

Warum er magisch ist: Labradorit ist ein wahrhaft magischer Stein, den Heiler, Intuitive, Schamanen und Hellseher verwenden, weil er die seherischen Fähigkeiten und das spirituelle Bewusstsein steigert. Drehen Sie diesen grauen Stein in Ihrer Hand, schimmert er in allen Farben. Da dieses Mineral das Sichtbare mit dem Unsichtbaren verbindet, schafft es Harmonie zwischen dem physischen und dem spirituellen Selbst. Als Schutzstein erzeugt er eine Energieschranke, die Negativität und die Schwingungen von Menschen abwehrt, die andere emotional auslaugen. Sind Sie vom Alltag erschöpft, bringt Labradorit neue Energie, Aufregung und Abenteuer in Ihr Leben. Er inspiriert zu frischen Ideen und ist perfekt für kreative Menschen, die in einer Routine feststecken. Heiler nutzen ihn zur Verbesserung der Sehkraft, bei Atemwegsinfektionen oder Erkältungen.

Wissenswert: Labradorit ist nach Labrador benannt, einer Provinz im Osten Kanadas, wo er 1770 von Missionaren entdeckt wurde. Doch lange zuvor spielte er bereits in Legenden der Inuit eine Rolle. Die irisierenden Farben entstehen durch Licht, das von submikroskopischen Flächen im Inneren des Minerals reflektiert wird.

ANWENDUNGEN:

 Persönlich: Verwenden Sie ihn beim Meditieren, um Ihre Fähigkeit der Introspektion, insbesondere in Zeiten des Übergangs, zu verbessern.

  Zuhause: Schenkt einer alten Umgebung den Hauch des Neuen.

 Arbeit: Fördert die Zusammenarbeit und die Fähigkeit zur Übereinstimmung mit Kollegen.

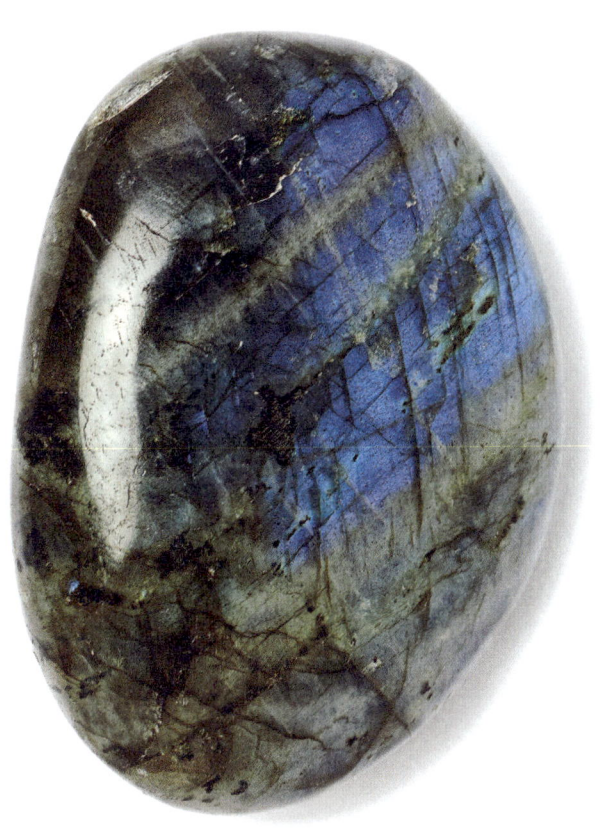

BERGKRISTALL

Klarheit + Reinigung + Wiederherstellung

 Farbe: Transparent

 Chakra: Höhere Krone + Krone

 Vorkommen: Brasilien, Frankreich, Spanien, USA

Warum er magisch ist: Bergkristall kann alles. Er ist ein hervorragender Stein für Anfänger, weil er unglaublich vielseitig ist und ein breites Spektrum an positiven Wirkungen hat. Das durchscheinende Mineral ist voller Licht, es wandelt negative Energie um und taucht Sie und seine Umgebung in positive Energie. Es entgiftet – körperlich wie emotional – und besitzt die Fähigkeit, jede Energieblockade aufzulösen. Es bringt Körper und Geist in Balance, wirkt reinigend und energetisierend und schafft eine optimale Grundlage für Gesundheit. Dieser umfassend unterstützende Stein wird mit dem Kronenchakra assoziiert: Er erhöht das Bewusstsein und bereitet den Weg für höhere Erkenntnis. Auch verstärkt er die Energie anderer Kristalle in der Nähe.

Wissenswert: Bergkristall ist Quarz, eines der häufigsten Mineralien der Erde. Viele andere Edelsteine – etwa Amethyst, Karneol, Citrin – sind farbige Mitglieder der Quarz-Familie. Ein Herkimer-Diamant ist ein doppelendiger Bergkristall.

ANWENDUNGEN:

 Persönlich: Stellen Sie sich einen Bergkristall an den Ort, an dem Sie meditieren, um Ihre Praxis positiv zu beeinflussen.

 Zuhause: Harmonisiert und energetisiert die Umgebung.

  Arbeit: Fördert klares Denken und eine positive Grundhaltung.

HERKIMER-DIAMANT

Öffnung ✦ Erweiterung ✦ In Einklang bringen

 Farbe: Transparent

 Chakra: Höhere Krone + Krone + Drittes Auge

 Vorkommen: USA

Warum er magisch ist: Der Herkimer-Diamant ist ein wunderbar harmonisierender Kristall. Das transparente Mineral hat eine hohe spirituelle Schwingung, öffnet die oberen Chakren und bereitet den Weg zum Verständnis des Göttlichen. Er ist ein Stein der Einstimmung, der Menschen sanft auf eine Wellenlänge bringt oder mit einer Gruppe oder Umgebung verbindet. Er reinigt Energien und speichert Wissen und Gefühle – reichern Sie ihn mit Liebe und heilender Energie an und schenken Sie ihn einem geliebten Menschen. Herkimer-Diamant kann die Wirkung anderer Steine verstärken. Nutzen Sie ihn also in Verbindung mit anderen Kristallen. Heiler glauben, dass er Schmerz lindert, wenn er direkt auf der betroffenen Stelle liegt. Er hilft auch bei Schlaflosigkeit.

Wissenswert: »Diamant« wird dieser doppelendige Kristall aufgrund seiner Transparenz und der diamantartigen Facetten genannt. »Herkimer« verweist auf seinen Fundort Herkimer County in New York (USA). Er entstand vor 500 Millionen Jahren.

ANWENDUNGEN:

 Persönlich: Setzen Sie ihn auf Ihr drittes Auge, um Ihr Chakra zu öffnen und um klarer zu sehen und zu denken.

 Zuhause: Wenn Ihr Familienleben aus dem Gleichgewicht geraten oder gestört ist, wird ein Herkimer-Diamant Harmonie bringen.

 Arbeit: Verwenden Sie ihn, um Ihre Recherchefähigkeiten zu verbessern.

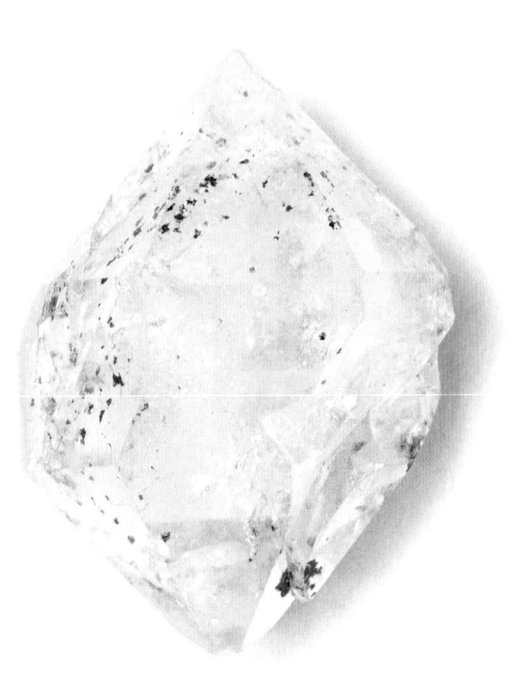

TOPAS

Wahrheit + Manifestation + Übergänge

 Farbe: Transparent

 Chakra: Höhere Krone + Krone

 Vorkommen: Brasilien, Nigeria, Sri Lanka

Warum er magisch ist: Topas lässt die Wahrheit erstrahlen. Er hilft, Fakten von Fiktion zu unterscheiden, und fördert die geistige Klarheit. Als Glücksstein bringt er Freude und Überfluss. Er kurbelt Ihre Energie an und schenkt Ihnen Motivation. Er hat eine große Manifestationskraft, macht den Weg zu Ihren Zielen deutlich und versieht Sie mit den erforderlichen emotionalen Fähigkeiten, um diese zu verfolgen. Topas erleichtert Übergänge – er führt die positiven Veränderungen herbei, für die Sie bereit sind. Er unterstützt den Körper dabei, sich zu regulieren, die Energie in Balance zu bringen und das günstigste Körpergewicht zu behalten. Er fördert auch den Schlaf und die Verdauung.

Wissenswert: Das Wort Topas leitet sich ab von *Topazos*, dem Namen einer griechischen Insel, auf der das Mineral Peridot erstmals gefunden wurde. Vor der modernen Mineralogie wurde es oft mit Topas verwechselt.

ANWENDUNGEN:

 Persönlich: Halten Sie den Topas in der Hand, während Sie über positive Affirmationen meditieren, um diese besser zu manifestieren.

 Zuhause: Bringt die emotionale Umgebung in Balance und zieht Überfluss an.

 Arbeit: Verbessert die Fähigkeit, Probleme zu lösen.

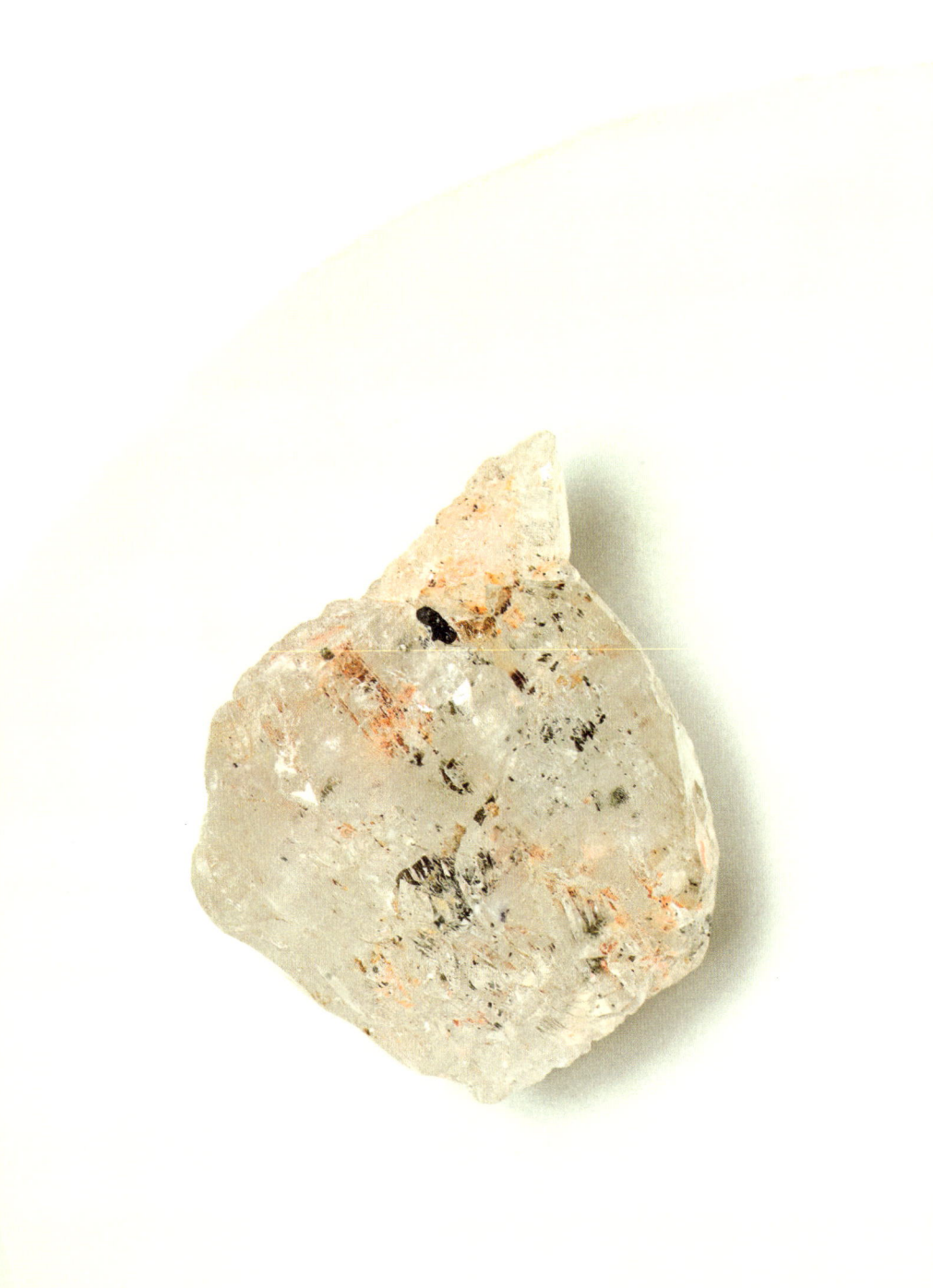

SELENIT

Reinigung + Harmonische Ausrichtung + Klarheit

 Farbe: Weiß + transparent

 Chakra: Höhere Krone + Krone + Drittes Auge + Solarplexus

 Vorkommen: Mexiko, USA

Warum er magisch ist: Selenit klärt, beruhigt und reinigt. Dieses transparente Mineral überwindet Unklarheit und Unentschiedenheit und lehrt Sie, auf Ihr Bauchgefühl zu hören. Sowohl mit dem dritten Auge als auch mit dem Kronenchakra verbunden, erhöht Selenit das Bewusstsein und verbessert die Kommunikation mit dem Göttlichen. Reinigen Sie mit ihm die Energie eines Raums und bringen Sie Ihren emotionalen Körper ins Gleichgewicht. Seine starke, friedvolle Energie macht Selenit für das Meditieren sehr geeignet. Er schützt energetisch und schafft eine sichere, behagliche Umgebung. Seine weibliche Energie ist wohltuend für junge Mütter, unterstützt das Stillen, das Bonding und die Fruchtbarkeit. Heilern zufolge hilft er auch bei epileptischen Anfällen und Schlaflosigkeit.

Wissenswert: Selenit ist eine transparente Form von Gips, einem Kalziumsulfat-Dihydrat. Der Name leitet sich vom griechischen Wort für Mond ab, weil der Kristall an das Licht des Mondes erinnert, und verweist auf Selene, die Mondgöttin.

ANWENDUNGEN:

Persönlich: Meditieren Sie mit einem Selenit auf Ihrem dritten Auge, um das Chakra zu klären und um göttliche Führung zu bitten.

Zuhause: Erfüllt einen Raum mit Harmonie und einer heiligen Atmosphäre.

Arbeit: Klärt geistige Unordnung und verbessert die Entscheidungsfindung.

MONDSTEIN

Hellsichtigkeit ✦ Akzeptanz ✦ Nährend

 Farbe: Weiß + Beige

 Chakra: Krone + Drittes Auge

 Vorkommen: Indien, Sri Lanka

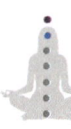

Warum er magisch ist: Mondstein ist der Stein der Reisenden – insbesondere nachts oder auf See bietet er Schutz. Auch sein immenser Einfluss darauf, dass man durch Veränderungen mit Leichtigkeit und Akzeptanz navigiert, macht ihn für Reisende geeignet. Er hilft bei großen Übergängen im Leben, schafft sanft Raum für persönliches Wachstum und unterstützt praktische Änderungen in der täglichen Routine, indem er in natürlichen Rhythmen Halt gibt. Mondstein vibriert mit weiblicher Energie, macht das Herz weich und lässt die Energie fließen. Er verbessert die Intuition und die Aufnahmebereitschaft und kann das höchste Selbst verwirklichen helfen. Auch fördert er die Jugendlichkeit – Heilern zufolge kann er das Altern des Körpers verlangsamen. Heiler wenden ihn auch für viele Frauenkrankheiten an, etwa bei Problemen mit Fruchtbarkeit, Schwangerschaft, Menstruation und Menopause.

Wissenswert: Mondstein, eine Varietät des Feldspats Orthoklas, ist ein Kalium-Aluminium-Silikat. Markant ist seine Adulareszenz, ein optischer Effekt, der durch die Reflexion von Licht auf lamellenartig angelegten Silikaten entsteht, die das Mineral schimmern lassen (wie Mondlicht – daher sein Name).

ANWENDUNGEN:

 Persönlich: Trägt man einen Mondstein bei sich, kann dies die Offenheit für spirituelle Führung verbessern und die Intuition vertiefen.

 Zuhause: Erleichtert den Übergang vom Arbeitstag zum heimischen Nest.

 Arbeit: Kann in eine energiereiche Umgebung mit schnellen Veränderungen Ruhe bringen.

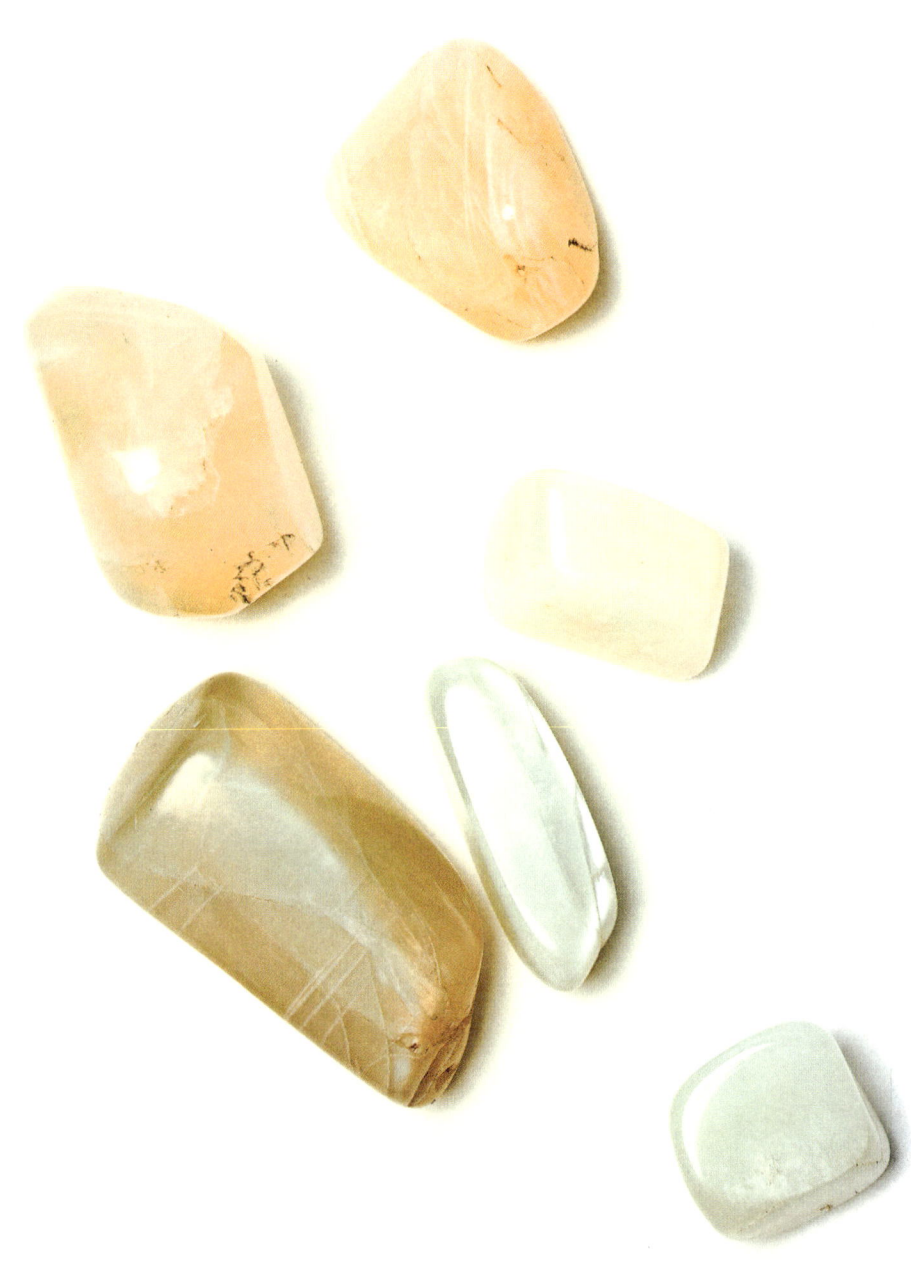

HOWLITH

Ruhe + Selbstwahrnehmung + Offenheit

 Farbe: Weiß

 Chakra: Krone + Wurzel

Vorkommen: USA

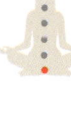

Warum er magisch ist: Howlith ist zweifach wirksam. Er stimmt den Geist auf ein höheres Bewusstsein ein und erdet zugleich auf subtile Weise. Der Stein beruhigt das geistige Geplapper von Ängsten und Stress und bereitet perfekt auf die Meditation oder einen tiefen, erholsamen Schlaf vor. Howlith stimuliert die Inspiration und Kreativität und öffnet den Geist für frische Ideen. Er mäßigt Zorn und hitzige Emotionen. Weil er Anstand und Integrität fördert, ist er hilfreich für eine ehrliche Kommunikation in schwierigen Situationen. Wer dazu neigt, Dinge aufzuschieben, kann ihn nutzen, um dies zu ändern. Howlith fördert die vorbeugende Pflege und soll Knochen und Zähne kräftigen.

Wissenswert: Der Kristall ist nach dem Geologen Henry How benannt, der ihn in Nova Scotia (Kanada) entdeckte.

ANWENDUNGEN:

 Persönlich: Wenn Sie damit zu kämpfen haben, dass Sie leicht zornig werden, tragen Sie einen Howlith in einer Tasche an Ihrem Körper.

 Zuhause: Fördert eine Umgebung der Offenheit und Produktivität.

 Arbeit: Hilfreich beim Brainstorming, insbesondere in einer Gruppe.

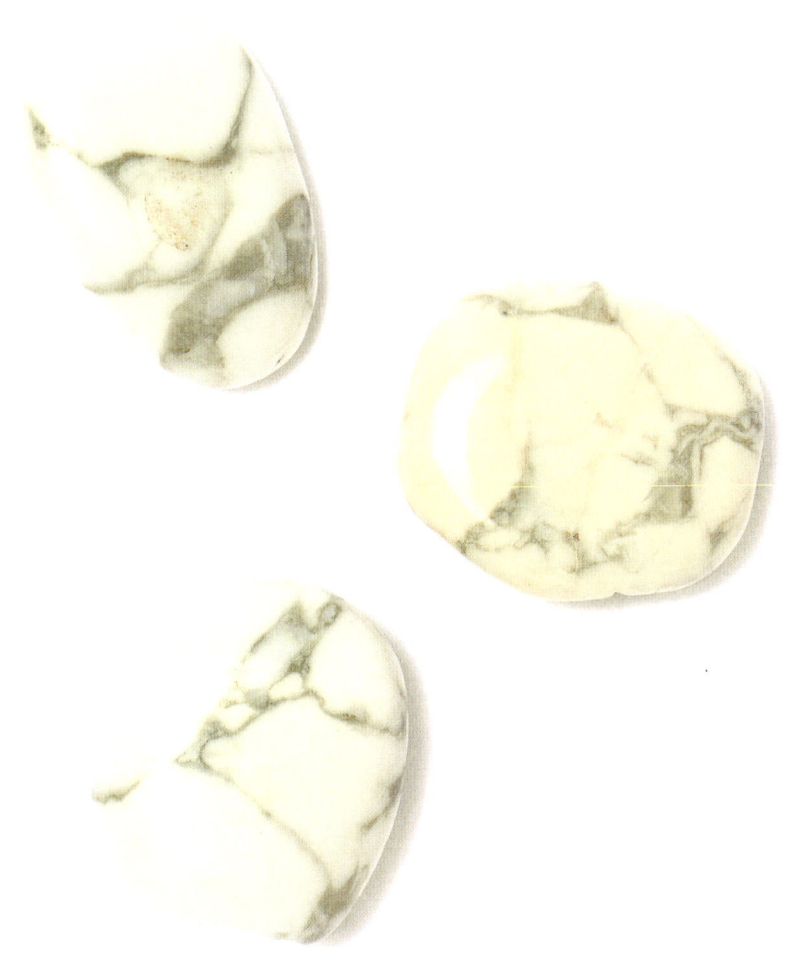

CITRIN

Überfluss + Kräftigung + Wohlstand

 Farbe: Gelb + Orange

 Chakra: Krone + Solarplexus

 Vorkommen: Brasilien

Warum er magisch ist: Citrin ist ein Kristall der Manifestation. Wegen seiner Fähigkeit, Überfluss anzuziehen, gilt er als »Stein der Händler«, doch dies hat mehr mit einer geistigen Haltung als mit Geld oder herkömmlichem Erfolg zu tun. Er lehrt, wertzuschätzen, was man hat, und Freude an all den Reichtümern des Lebens zu finden. Er hebt das Selbstvertrauen und die Selbstachtung, sodass man nach allem streben kann, was man begehrt. Auch hat er die Kraft, abgestandene Energie in Gang zu bringen und den Weg für die wahren Wünsche des Herzens frei zu machen. Seine Schwingungen fördern eine positive Haltung, die Rückschläge überwindet und Ziele erreicht, und regt die Kreativität an. Citrin enthält die Kraft der Sonne, die gegen Müdigkeit und Depression helfen kann.

Wissenswert: Citrin ist eine Quarz-Varietät. Seine gelbe Farbe entsteht durch Einschlüsse von Eisenoxid. Der Name leitet sich vom lateinischen *citrus* für Zitrone ab.

ANWENDUNGEN:

 Persönlich: Hält man ihn beim Visualisieren, hilft er, das Ziel zu manifestieren.

 Zuhause: Intensiviert die Atmosphäre von Wärme und Glück in einem Raum.

 Arbeit: Steigert die Motivation und regt die Kreativität an.

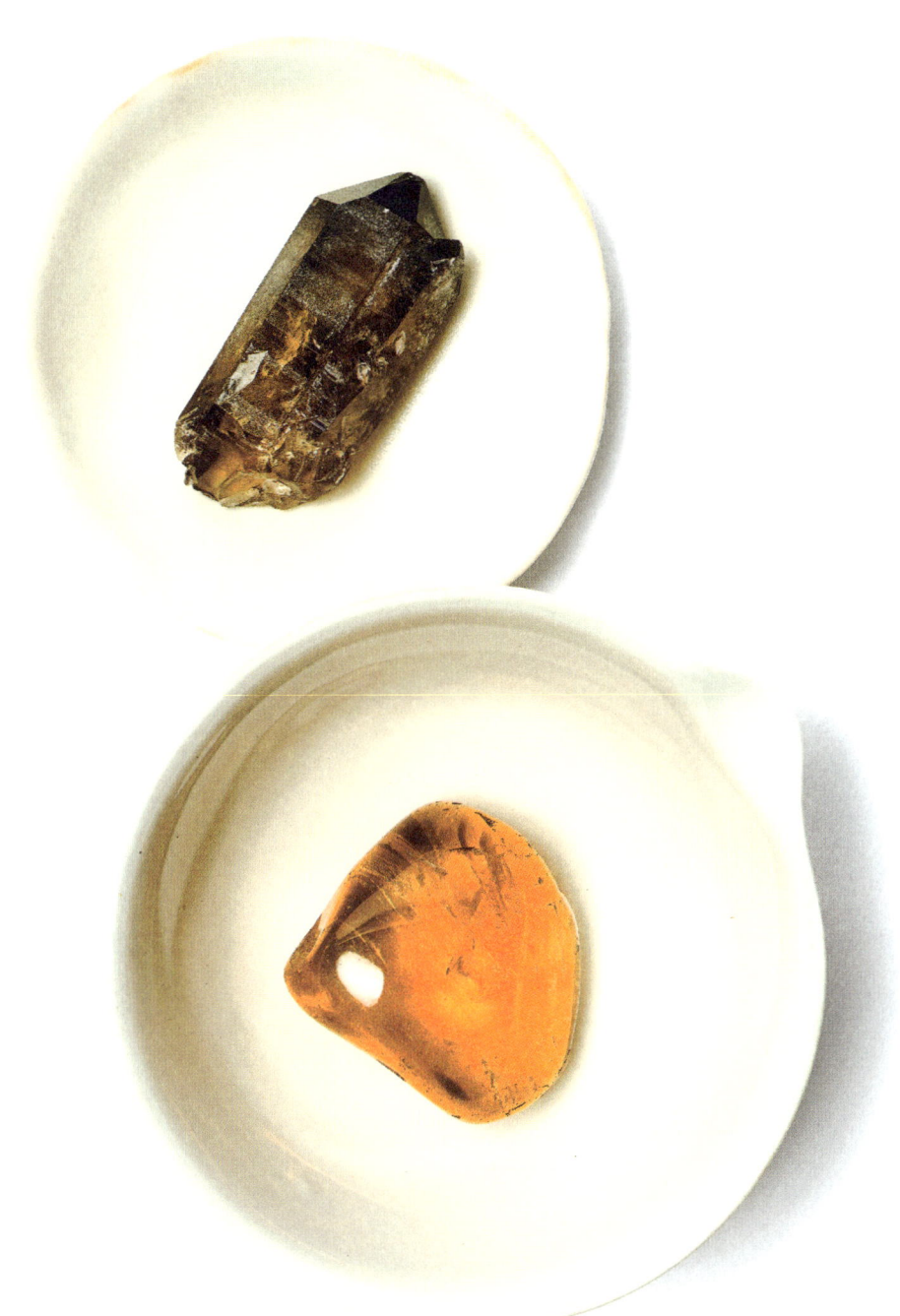

AMETHYST

Frieden + Spiritualität + Reinigend

 Farbe: Violett

 Chakra: Krone + Drittes Auge

 Vorkommen: Brasilien, Mexiko, Südafrika

Warum er magisch ist: Amethyst strahlt Frieden und Ruhe in Reinform aus. Dieser sanfte, aber kraftvolle Stein öffnet das dritte Auge und erweckt die innere Spiritualität. Er klärt und beruhigt den Geist für die Meditation und schafft Raum für ein höheres Bewusstsein. Amethyst ist auch als Stein der Nüchternheit bekannt, mit dem man im Altertum Trunkenheit bekämpfte. Er hilft, mit den tiefer liegenden Gründen von Süchten, nach Substanzen ebenso wie nach Emotionen, umzugehen und sie zu verstehen. Demzufolge fördert er die Selbstkontrolle und begrenzt die Genusssucht. Amethyst heilt allgemein und kann Schlaflosigkeit, Kopfschmerzen und angestrengte Augen bessern.

Wissenswert: Die violetten Farbtöne dieses Quarzes entstehen durch die natürliche Strahlung und Verunreinigung mit Eisen. Der Name Amethyst leitet sich vom griechischen *amethystos* ab, das »dem Rausche entgegenwirkend« bedeutet.

ANWENDUNGEN:

 Persönlich: Meditieren Sie mit einem Amethyst auf Ihrem dritten Auge, um seine heilende Energie zu spüren und Ihre oberen Chakren zu reinigen.

 Zuhause: Löst Negativität auf und schafft eine friedliche Atmosphäre.

 Arbeit: Schützt Ihren Platz vor schädlicher Energie, entweder von Kollegen oder aus der Umgebung.

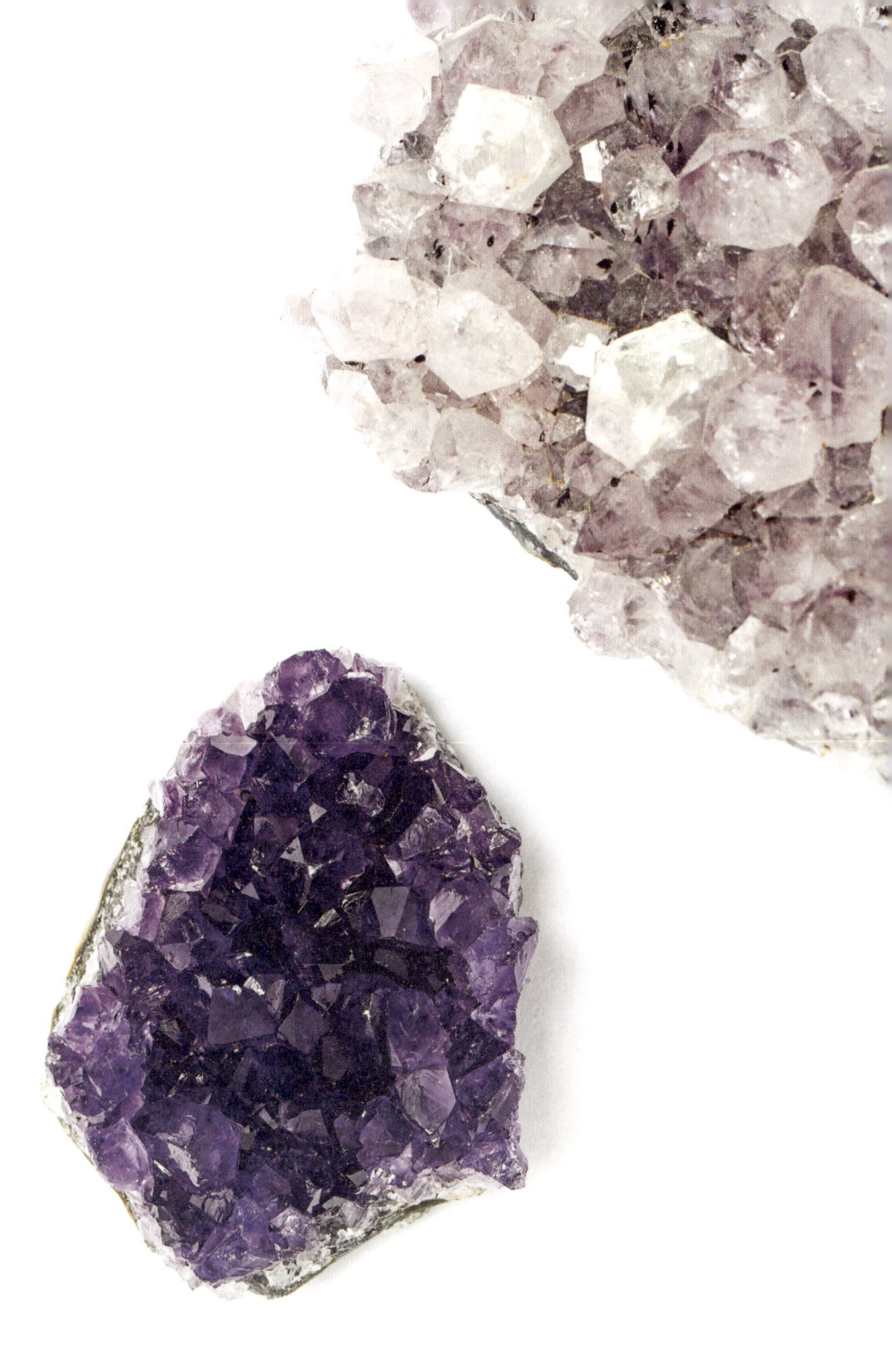

CHAROIT

Großzügigkeit **+** Akzeptanz **+** Erleuchtung

 Farbe: Violett + Grau + Schwarz

 Chakra: Krone + Drittes Auge + Herz

 Vorkommen: Russland

Warum er magisch ist: Charoit vereint spirituelle Energie mit tiefer Liebe im Herzchakra. Dieser Stein hat starke Schwingungen und eine kraftvolle Wirkung: Er lässt Sie im Hier und Jetzt präsent sein und hilft Ihnen, die Vergangenheit und die Zukunft, was immer sie bringen mag, zu akzeptieren. Er vergrößert die Empathie und inspiriert den Wunsch, anderen zu dienen. Charoit kann helfen, Ängste zu überwinden und den Mut zu entwickeln, der erforderlich ist, um durch eine schwierige Zeit zu kommen. Er regt den Energiefluss im Körper und die starke Vermehrung von Positivität an. Indem er eine Verbindung zum Göttlichen herstellt, schafft er Raum für spirituelle Führung und Einsicht. Heiler glauben, dass er auch die körperliche Widerstandskraft stärkt.

Wissenswert: Der nach dem Fluss Tschara in Sibirien benannte Kristall wurde erstmals 1978 beschrieben. Gelegentlich tritt bei ihm ein Katzenaugeneffekt auf, eine optische Illusion, die durch einen Streifen reflektierten Lichts entsteht.

ANWENDUNGEN:

 Persönlich: In Ihrer Nähe aufbewahrt erinnert er Sie daran, im Jetzt zu leben.

 Zuhause: Hilft Ihnen, dem Dienst an anderen Priorität zu geben.

  Arbeit: Steigert die Motivation und hilft gegen ständiges Aufschieben.

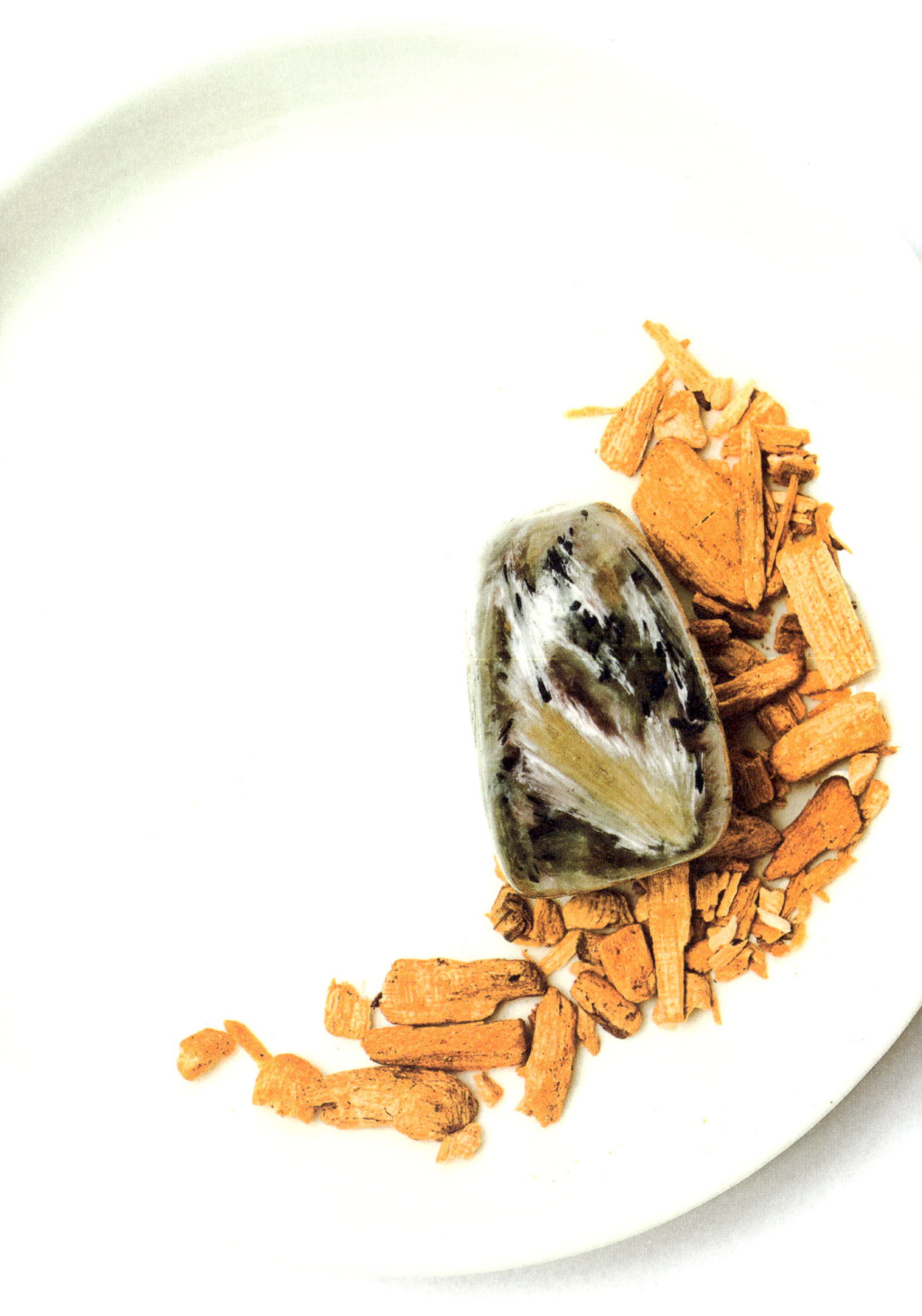

APOPHYLLIT

Erleuchtung ✦ Harmonische Ausrichtung ✦ Selbsterkenntnis

 Farbe: Weiß

 Chakra: Krone

 Vorkommen: Deutschland, Indien, USA

Warum er magisch ist: Apophyllit hilft Ihnen, Ihr wahres Selbst zu sehen. Dieser friedliche, energiereiche Stein erleuchtet, steigert die geistige Klarheit und erdet den Geist. Er gewährt tiefe Selbsterkenntnis, hilft Ihnen, die Gründe für Ihr Verhalten zu verstehen und bringt Gefühle und Spiritualität in Einklang. Er baut Stress ab und erinnert Sie daran, dass Sie Teil eines viel umfangreicheren Bildes und einer größerer Energie sind. Er verbindet Verstand und Spiritualität, sodass Sie Ihre Entscheidungen im Einklang mit einer höheren Schwingung treffen können. Seine beruhigende Energie inspiriert zu tiefer Entspannung und Optimismus. Er soll die Atemorgane unterstützen und gegen Allergien helfen.

Wissenswert: Der Name Apophyllit bezeichnet eine ganze Gruppe von Mineralien. Er leitet sich ab vom griechischen *apophylliso* für »abblättern« und verweist auf die Tatsache, dass das Mineral beim Erhitzen blättchenweise zerspringt.

ANWENDUNGEN:

 Persönlich: Meditieren Sie mit Apophyllit, um negative Muster zu erkennen und Möglichkeiten zu sehen, sie zu ändern.

 Zuhause: Schafft eine friedliche Umgebung mit spiritueller Energie.

 Arbeit: Unterstützt gute Organisation und Effizienz.

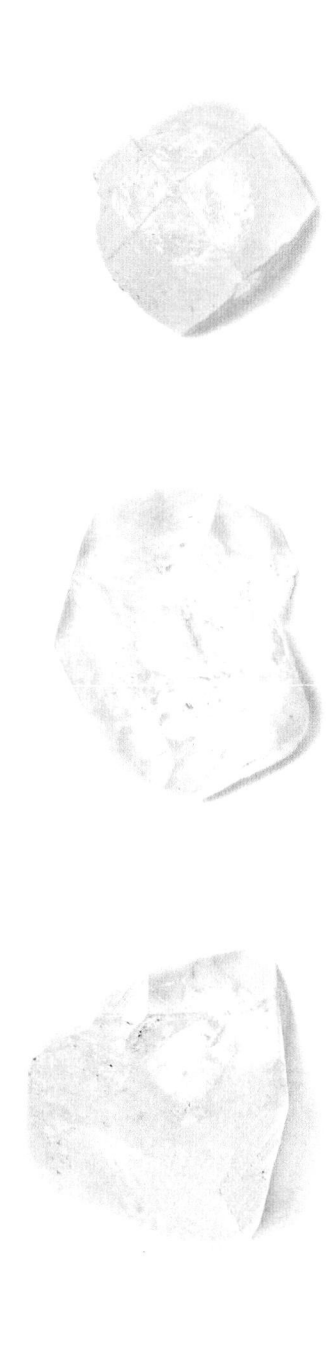

KAKTUSQUARZ

Harmonie + Spiritualität + Geduld

 Farbe: Lavendel + Violett

 Chakra: Krone

 Vorkommen: Südafrika

Warum er magisch ist: Kaktusquarz hebt die Gefühle, die er gleichsam mit all seinen Spitzen intensiviert. Er strahlt Wohlgefühl aus und hüllt Sie in seine Energie. Er öffnet das Kronenchakra, verbindet mit dem höheren Bewusstsein und erweitert die Empfänglichkeit für die göttliche Weisheit. Kaktusquarz lässt Sie geduldiger und mitfühlender werden und gleicht alle Chakren aus. Dieses Mineral ist wohltuend für Gruppen, indem er für Harmonie und Verständnis sorgt. Dieser hochspirituelle Stein kann am Lebensende und im Angesicht einer tödlichen Erkrankung hilfreich sein, weil er Führung und Trost schenkt – sowohl dem, der den Übergang erlebt, als auch denen, die den Verlust erleiden. Zudem kann er dem Körper Energie schenken und ihn beleben.

Wissenswert: Der Kaktusquarz verdankt seine Struktur und seinen Glanz kleinen Kristallen der zweiten Generation, die auf den Prismenflächen eines spitz zulaufenden Quarzkristalls wachsen. Kaktusquarz ist auch als Ananasquarz bekannt.

ANWENDUNGEN:

 Persönlich: Legen Sie ihn unter Ihr Kopfkissen, um besser zu träumen.

 Zuhause: Schafft in der Familie Harmonie und stärkt das Zusammengehörigkeitsgefühl.

 Arbeit: Gibt Einblick in Uneinigkeit mit Kollegen und gleicht die Dynamik von Gruppen aus.

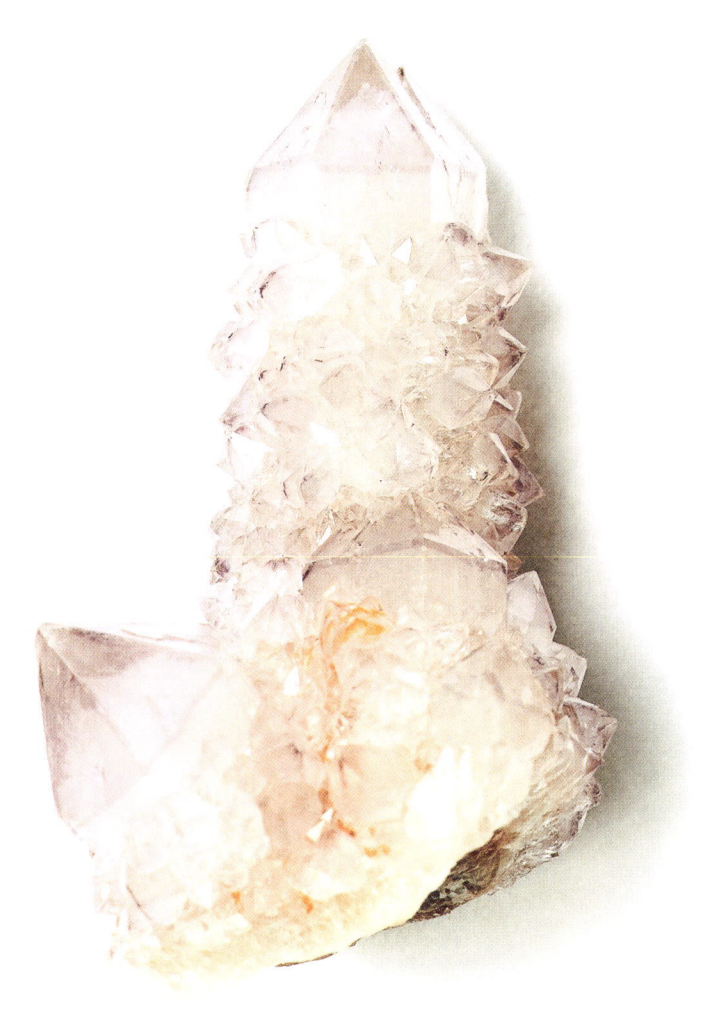

AQUA-AURA-QUARZ

Reinigung **+** Beruhigend **+** Kommunikation

 Farbe: Blau

 Chakra: Krone + Drittes Auge + Hals

 Vorkommen: USA

Warum er magisch ist: Aqua-Aura-Quarz ist ein Lebensberater in Kristallform. Zwar ist er nicht natürlich entstanden (s. unten), aber die Verbindung mit Gold verleiht ihm eine höhere Intensität, die Ihnen Ihren Weg aufzeigen und das Vertrauen geben kann, ihm zu folgen. Aqua-Aura-Quarz zieht auch Überfluss an, wenngleich nicht unbedingt in materieller Form – eine Erinnerung daran, dass Erfolg auch nicht-materiell sein kann. Mit dem Halschakra assoziiert, unterstützt er die klare und von Herzen kommende Kommunikation und die höheren Chakren, eröffnet spirituelle Wege der Verständigung und bietet starken psychischen Schutz. Seine Schwingungen regen den Energiefluss an und fördern das allgemeine Wohlbefinden.

Wissenswert: Zur Herstellung von Aqua-Aura-Quarz wird Quarz mit Edelmetallen, zumeist Gold, bedampft. Seine Kraft wird mithilfe der Alchemie gesteigert. Die Goldatome verschmelzen mit dem Quarz und geben ihm einen metallischen Glanz.

ANWENDUNGEN:

 Persönlich: Meditation mit einem Aqua-Aura-Quarz hilft, die eigene Bestimmung zu finden.

 Zuhause: Fördert die positive Kommunikation und ein gedeihliches Umfeld.

  Arbeit: Inspiriert und hilft, die Karriere in die richtige Richtung zu lenken.

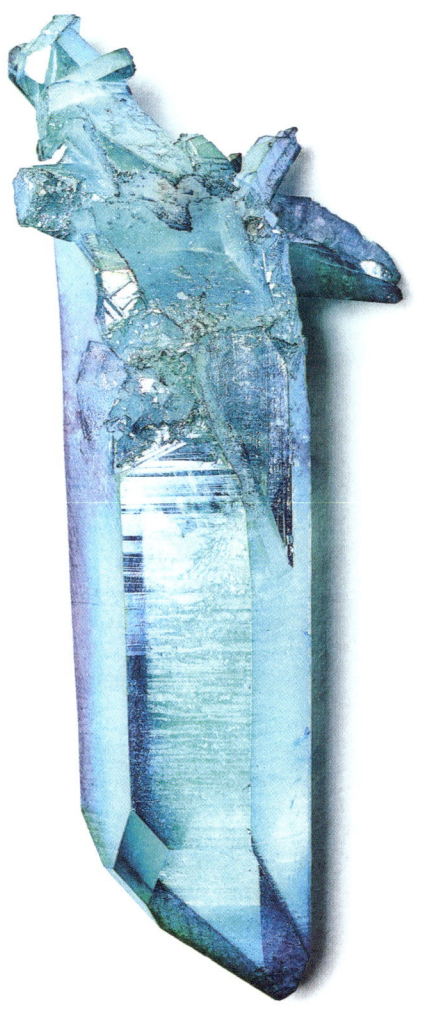

LEPIDOLITH

Akzeptanz + Unabhängigkeit + Vertrauen

 Farbe: Weiß

 Chakra: Krone + Drittes Auge

 Vorkommen: Brasilien, Russland, USA

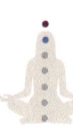

Warum er magisch ist: Lepidolith stabilisiert bei Stimmungsschwankungen, kann Gefühle ins Gleichgewicht bringen und hitzige Emotionen abkühlen. Besonders hilfreich ist er in Zeiten des Übergangs – eventuell fühlen Sie sich zu ihm hingezogen, wenn Ihnen eine große Veränderung bevorsteht, ob Sie davon wissen oder nicht. Er ist auch hilfreich beim Überwinden von negativen Mustern und Süchten, sowohl nach Substanzen als auch Emotionen, indem er dazu befähigt, die Vergangenheit loszulassen und sich selbst so viel Vertrauen und Liebe zu schenken, dass man nach vorn schauen kann. Lepidolith ist ein sanfter, aber starker Stein, insbesondere im Hinblick auf Selbstachtung und Akzeptanz. Seine beruhigende Energie baut Stress ab. Heiler benutzen ihn allgemein als Schmerzmittel. Auch lindert er die körperlichen Symptome von Entziehungen.

Wissenswert: Lepidolith gehört zur Gruppe der Glimmer und enthält einen hohen Anteil Lithium. Seine rosafarbenen und violetten Schattierungen werden jedoch eher von enthaltenem Mangan verursacht.

ANWENDUNGEN:

 Persönlich: Meditieren Sie mit Lepidolith, um ihre Vergangenheit loszulassen und destruktive Muster aufzubrechen. Er spendet Frieden und Unterstützung.

 Zuhause: Er schafft ein Gefühl von Ruhe, besonders in einem städtischen Umfeld.

 Arbeit: Unterstützt das Vertrauen in Ihre Fähigkeiten und zieht die Unterstützung von Kollegen an.

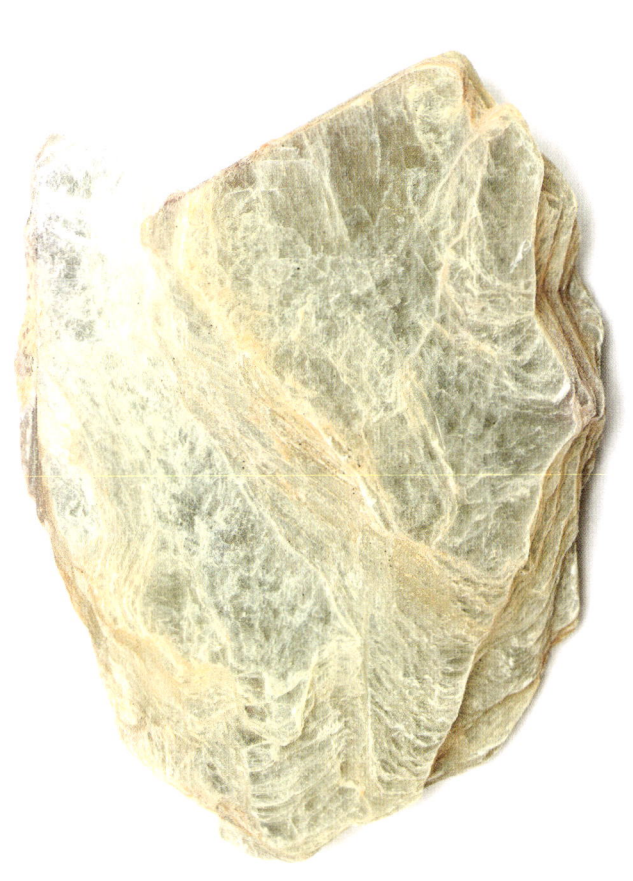

MANGANCALCIT

Selbstliebe + Mitgefühl + Weibliche Energie

 Farbe: Pink

 Chakra: Krone + Herz

 Vorkommen: Mexiko, Rumänien, Slowakei

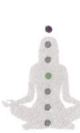

Warum er magisch ist: Mangancalcit hat eine liebevolle, heilende Energie. Dies ist ein Stein der Selbstliebe und Vergebung. Er lindert emotionalen Schmerz und Traumata und stellt die Selbstwahrnehmung wieder her. Dieses Mineral destilliert Angst, steigert das Vertrauen und unterstützt die Ausstrahlung. Es wirkt wunderbar lindernd auf das Herzchakra, weicht harte Kanten auf und steigert das Mitgefühl. Es lehrt Sie, in anderen und sich selbst das Beste neu zu entdecken. Mangancalcit kann Ängste abbauen und Alpträume fernhalten. Es inspiriert zur Selbstfürsorge und steigert so das allgemeine Wohlbefinden. Seine weibliche Energie soll die Gesundheit der weiblichen Geschlechtsorgane verbessern.

Wissenswert: Mangancalcit erhält seinen rosa Farbton von großen Mengen Mangan.

ANWENDUNGEN:

 Persönlich: Meditieren Sie mit Mangancalcit, wenn Sie mütterliche Liebe brauchen.

 Zuhause: Für ein beruhigendes Umfeld, in dem Liebe reich gegeben und angenommen wird.

 Arbeit: Hilft Ihnen, Komplimente anzunehmen und Ihre Arbeit wertzuschätzen.

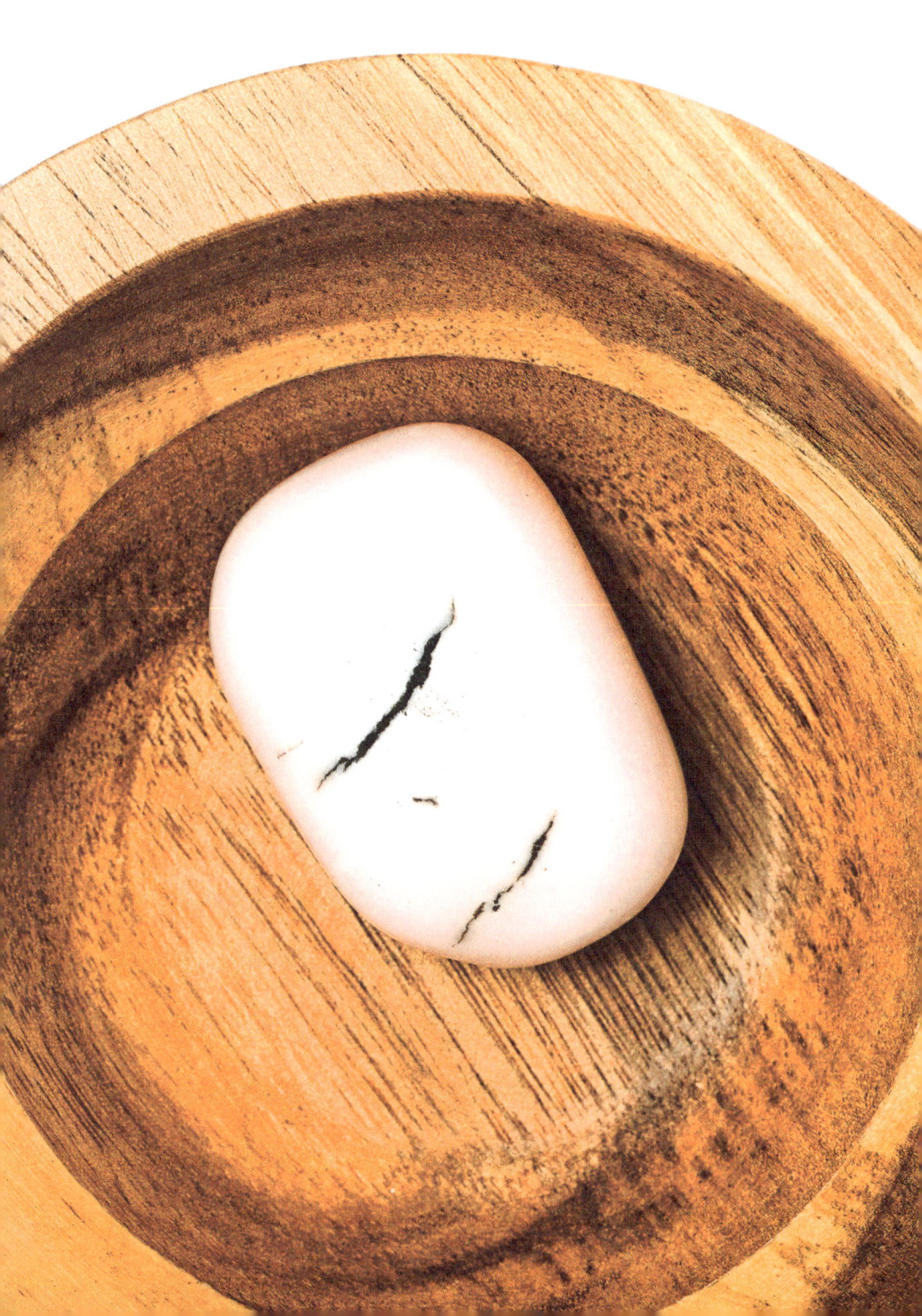

SERPENTIN

Erwachen + Schutz + Positivität

 Farbe: Gelb + Grün + Braun + Schwarz

 Chakra: Krone + Herz

 Vorkommen: England, Italien, USA

Warum er magisch ist: Serpentin ist ein großer Wächter, der emotional und physisch schützt. Er verbindet tief mit der Erde und macht die Bedeutung und Schönheit der Natur bewusst. Serpentin hilft, die Chakren zu reinigen, durchdringt Energieblockaden und schenkt das Gefühl von Neubeginn. Das Mineral erdet sanft und steigert gleichzeitig das Bewusstsein – ein perfektes Gleichgewicht. Seine ausgleichenden Eigenschaften wirken auf die Gefühle und die Hormone. Wenn Sie den Eindruck haben, dass das Leben Sie führt statt umgekehrt, verhilft es Ihnen zu Kontrolle. Viele glauben, Serpentin könne Kundalini erwecken – die Schlangenenergie, die zusammengerollt am Ende der Wirbelsäule ruht – und sie durch die Chakren zur Krone aufsteigen lassen, bis man Erleuchtung erfährt. Heiler entgiften mit dem Kristall den Körper.

Wissenswert: Serpentin bezeichnet eine Gruppe von Mineralien – darunter Antigorit und Chrysotil –, deren Farbe und Struktur an Schlangenhaut erinnert. Chrysotil ist eine Form von Asbest und wird nicht als Heilstein verwendet.

ANWENDUNGEN:

 Persönlich: Wenn Sie beim Meditieren einen Serpentin bei sich haben, fördert dies eine tiefe, friedliche Praxis.

 Zuhause: Schützt Ihr Heim und die Menschen darin.

 Arbeit: Schützt Sie davor, dass über Sie geklatscht und hergezogen wird.

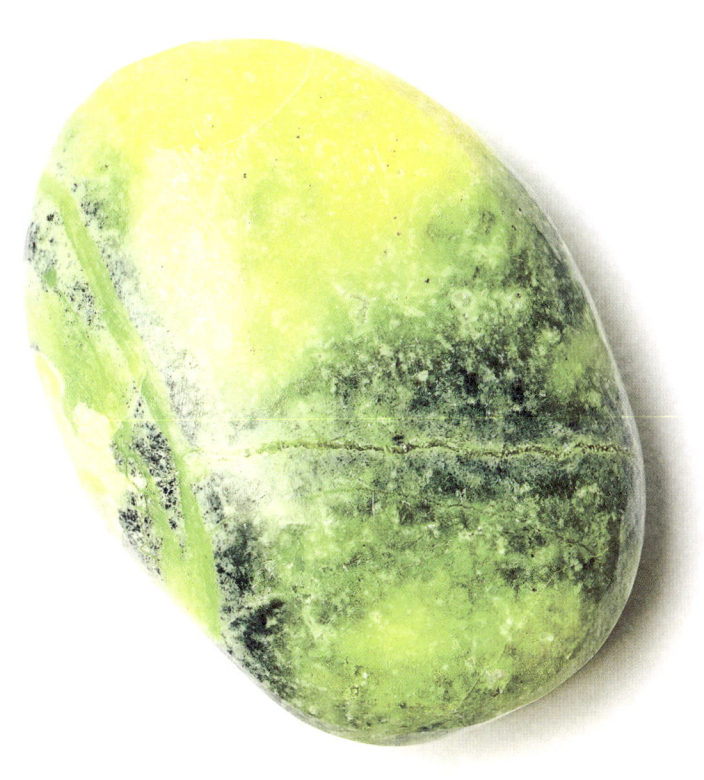

AZURIT

Verständnis ✦ Klärung ✦ Höheres Bewusstsein

 Farbe: Blau

 Chakra: Drittes Auge + Hals

 Vorkommen: Mexiko, Namibia, USA

Warum er magisch ist: Azurit öffnet das Tor zur Wahrheit. Dieses tiefblaue Mineral wird wegen seiner hohen Schwingung auf dem dritten Auge auch der himmlische Stein genannt. Er bereinigt emotionale und energetische Blockaden und legt göttliches Verstehen, tiefe Intuition und wachsendes spirituelles Bewusstsein frei. Er verhilft zu einer neuen Perspektive, ermöglicht, beschränkende Gedankenmuster und eingefahrenes Verhalten, das nicht mehr dienlich ist, loszulassen. Azurit bietet auch exzellente Hilfe bei Kommunikationsproblemen, ob es Angst ist, die Aufmerksamkeit anderer auf sich zu lenken, oder die Neigung, aus Nervosität zu viel zu sprechen. Heilern zufolge regt Azurit die Durchblutung an und ist gut für das Gehirn.

Wissenswert: Azurit ist ein Kupfercarbonat, dessen intensives Blau (das ihm seinen Namen gegeben hat) durch Verwitterung anderer Minerallager hervorgerufen wird. Er ist eng verwandt mit Malachit.

ANWENDUNGEN:

 Persönlich: Meditieren Sie mit Azurit, um sich geistig neu zu ordnen, und kommen Sie in Einklang mit Ihrer Wahrheit.

 Zuhause: Fördert eine offene und ehrliche Kommunikation mit einem Partner, mit Familienmitgliedern oder Mitbewohnern.

  Arbeit: Verbessert die Konzentration und die Entscheidungsfindung.

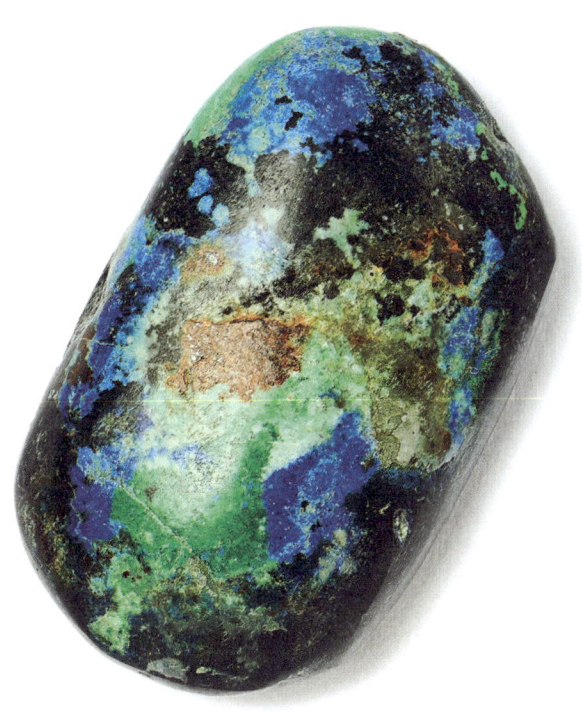

WÜSTENROSE

Klarheit + Reinigung + Schutz

 Farbe: Hellbraun + Weiß

 Chakra: Drittes Auge + Wurzel

 Vorkommen: Australien, Mexiko, USA

Warum sie magisch ist: Die Wüstenrose löst negative Energie sanft auf. Verwenden Sie sie als Schutzstein gegen schädliche Einflüsse. Sie bietet auch Führung im spirituellen Bereich und verschafft Zugang zur höheren Wahrheit. Wenn Sie an Ängsten oder Phobien leiden, sorgt dieses friedvolle Mineral für Linderung. Auch ist es ein ausgezeichneter Chakra-Reiniger. Die Wüstenrose ist zudem erhellend, denn sie enthüllt sowohl das Gute als auch das Schlechte von jeder Situation. Sie lehrt uns, dass das Leben Höhen und Tiefen hat – wodurch es Sinn erhält –, und nährt Gefühle von Wertschätzung und Akzeptanz. Heiler verwenden sie gegen Übelkeit und Reisekrankheit. Auch kann sie bei Magen-Darm-Problemen im Zusammenhang mit Angst helfen.

Wissenswert: Die Wüstenrose entsteht in trockenen Wüstengebieten. Cluster aus Baryt oder Gips bilden sich um Sandkörper und führen zu den rosettenartigen Formen, denen sie ihren Namen verdankt.

ANWENDUNGEN:

 Persönlich: Tragen Sie die Wüstenrose als schützenden Talisman bei sich.

 Zuhause: Kann eine lange Ehe oder Beziehung unterstützen, indem sie den größeren Zusammenhang in den Vordergrund rückt.

 Arbeit: Verbessert Entscheidungsfindung und Konzentration.

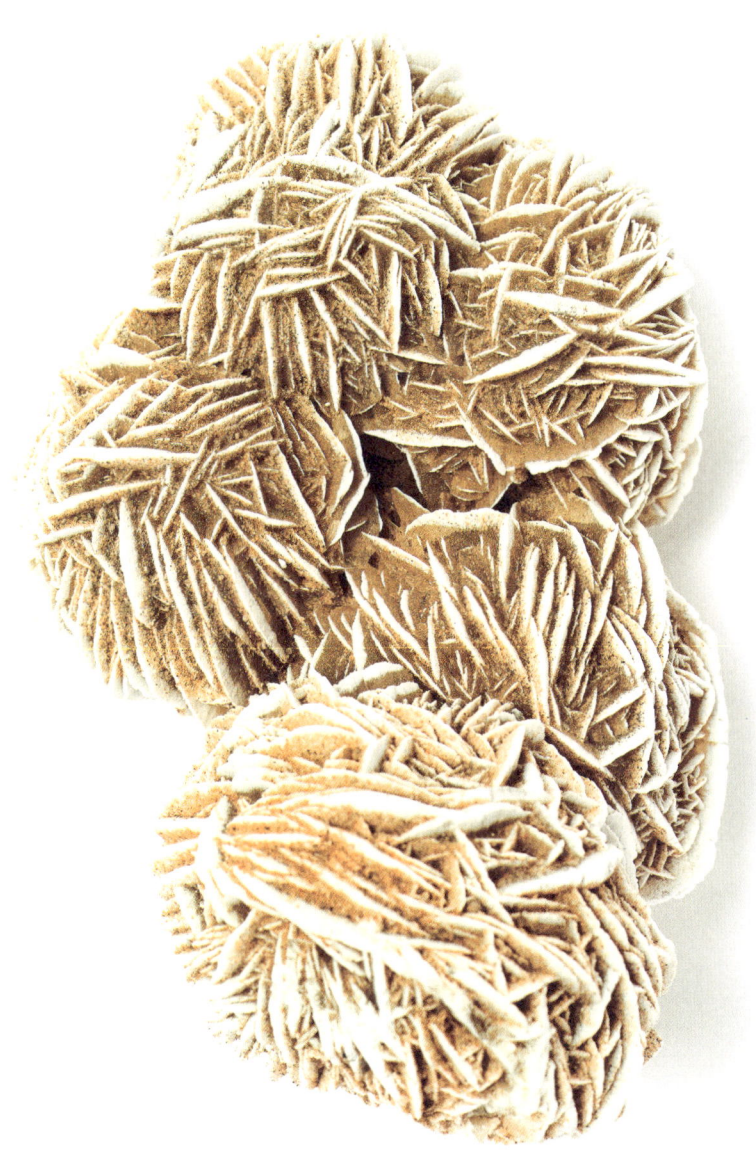

BANDACHAT

Schutz + Heilung + Gleichgewicht

 Farbe: Viele

 Chakra: Drittes Auge + Wurzel

 Vorkommen: Argentinien, Brasilien, Mexiko

Warum er magisch ist: Bandachat bringt Harmonie in Geist, Körper und Seele. Seine parallelen Linien gleichen die Yin- und Yang-Energien aus. Achat dient schon sehr lange als Schutzstein und Schild gegen Negativität. Er beschwichtigt innere Angst, beruhigt Zorn und mildert interne Konflikte ab, indem er die Wahrheit aufzeigt. Achat zieht Überfluss an, aber seine Energie ist langsam und stetig und führt Wohlstand und Erfolg schrittweise herbei. Dieser robuste Stein schenkt tiefe, erdende Verbundenheit, reinigt aber auch das Chakra des dritten Auges und ebnet den Weg zu höherem Bewusstsein. Als allgemeiner Heilstein zeigt er dem Körper Krankheiten auf, damit dieser sich selbst heilen kann.

Wissenswert: Bandachat wird aufgrund seiner vielfarbigen Streifen Regenbogen der Erde genannt. Der griechische Philosoph Theophrast benannte ihn nach dem sizilianischen Fluss Achates (heute Dirillo), in dem er ihn entdeckte.

ANWENDUNGEN:

 Persönlich: Legen Sie sich hin und platzieren Sie den Achat auf Ihrem dritten Auge. Das beruhigt geistiges Geplapper und Sie sehen die Wahrheit klarer.

 Zuhause: Unterstützt die Treue in einer Liebesbeziehung.

 Arbeit: Verbessert die Konzentration und die Problemlösungsfähigkeit.

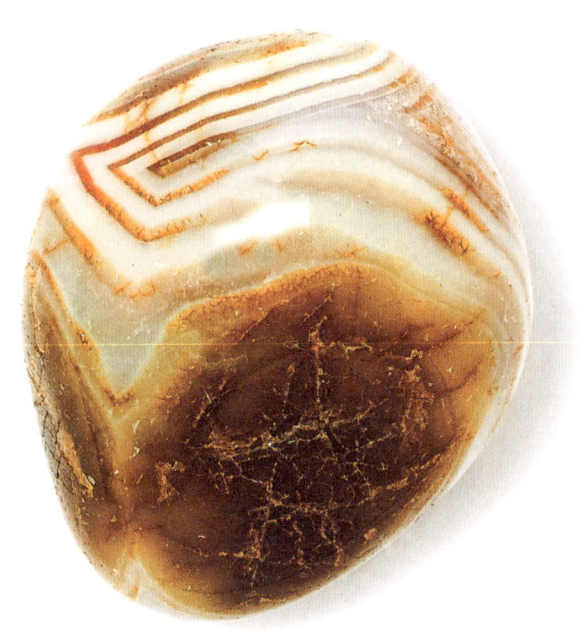

SAPHIR

Weisheit + Spiritualität + Ruhe

 Farbe: Blau

 Chakra: Drittes Auge + Hals

 Vorkommen: Australien, Madagaskar, Sri Lanka

Warum er magisch ist: Saphir ist der Stein der Weisheit, der irdischen wie der spirituellen. Bei Kommunikationsproblemen hilft er Ihnen, sich selbst zu verstehen, Ihre Gedanken und Ansichten besser auszudrücken und zu verstehen, was andere sagen möchten. Er stärkt das Selbstvertrauen und befähigt Sie, Ihre Ansichten kraftvoll zu vertreten. Saphir ermutigt Sie, die Wahrheit zu suchen und aufzudecken. Das ruhige Blau des Steins verringert Spannungen und beruhigt einen hyperaktiven Geist. Er zieht auch Wohlstand an und hilft demjenigen, der ihn nutzt, seine Träume zu identifizieren und zu verwirklichen. Der Stein fördert unerschütterliche Integrität und tiefe Hingabe oder Loyalität. Heilern zufolge kann er Schlaflosigkeit beheben und die Sehkraft stärken.

Wissenswert: Ein Saphir ist eine Varietät des Minerals Korund, der zwar typischerweise blau ist (aufgrund von Titan- und Eiseneinschlüssen), aber auch in Rosa, Grün, Gelb und weiteren Farben vorkommt. Rubin ist ein roter Korund.

ANWENDUNGEN:

 Persönlich: Auf das Halschakra gelegt kann ein Saphir den Selbstausdruck verbessern und Frustration über Kommunikationsblockaden beseitigen.

 Zuhause: Unterstützt eine Atmosphäre der Hingabe und Treue zwischen Liebespartnern.

 Arbeit: Steigert die geistige Klarheit und die Fähigkeit, Weisheit aufzunehmen.

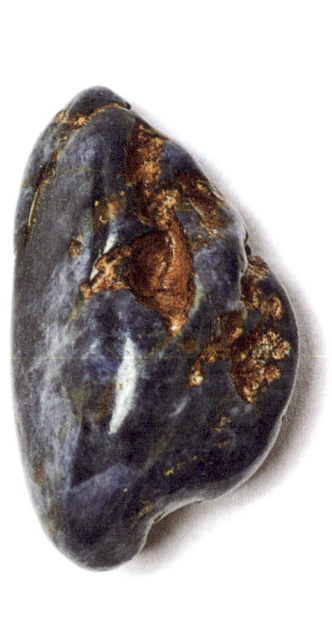
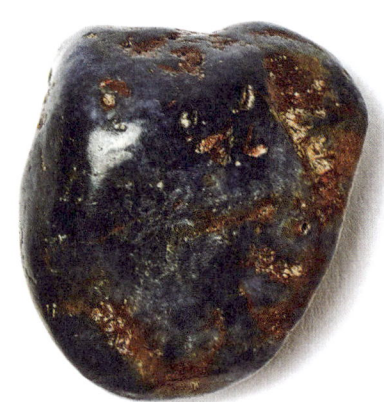
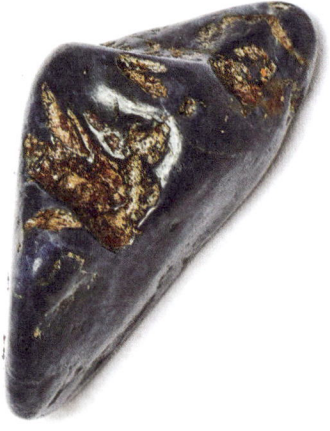

BLAUER AVENTURIN

Motivation + Achtsamkeit + Stärke

 Farbe: Blau

 Chakra: Drittes Auge + Hals

 Vorkommen: Indien

Warum er magisch ist: Blauer Aventurin hilft Ihnen, Ihr Schicksal selbst in die Hand zu nehmen. Der starke, beruhigende Stein kann Sie veranlassen, Bande zur Vergangenheit zu lösen, unnötige Energie loszulassen und nach vorn zu schauen – vor allem im Hinblick auf schlechte Gewohnheiten oder Suchtverhalten. Er schenkt geistige Klarheit, fördert die Entscheidungsfindung und gewährt Hilfe und Ausdauer bei der Umsetzung von Zielen. Seine stete männliche Energie unterstützt rationales Denken und inneren Frieden. Er kann neue Chancen eröffnen und zu Abenteuern inspirieren. Auf Reisen schützt er wunderbar. Heiler lindern mit ihm Schmerzen und stärken die Ausdauer.

Wissenswert: Aventurin ist eine Form von Quarz mit reflektierenden Einschlüssen (oft Glimmer). Die blaue Farbe entsteht durch Muskovit (ein Mitglied der Glimmer-Familie) oder Ilmenit (schwarzes Titaneisenoxid) im Quarz.

ANWENDUNGEN:

 Persönlich: Wenn Sie in Routine feststecken, kann blauer Aventurin helfen, die Ursachen dafür zu erkennen, und Ihnen die Kraft zur Veränderung geben.

 Zuhause: Erzeugt eine Atmosphäre der Ruhe und einen steten Energiefluss.

 Arbeit: Kann Selbstsicherheit und Führungsqualitäten verbessern.

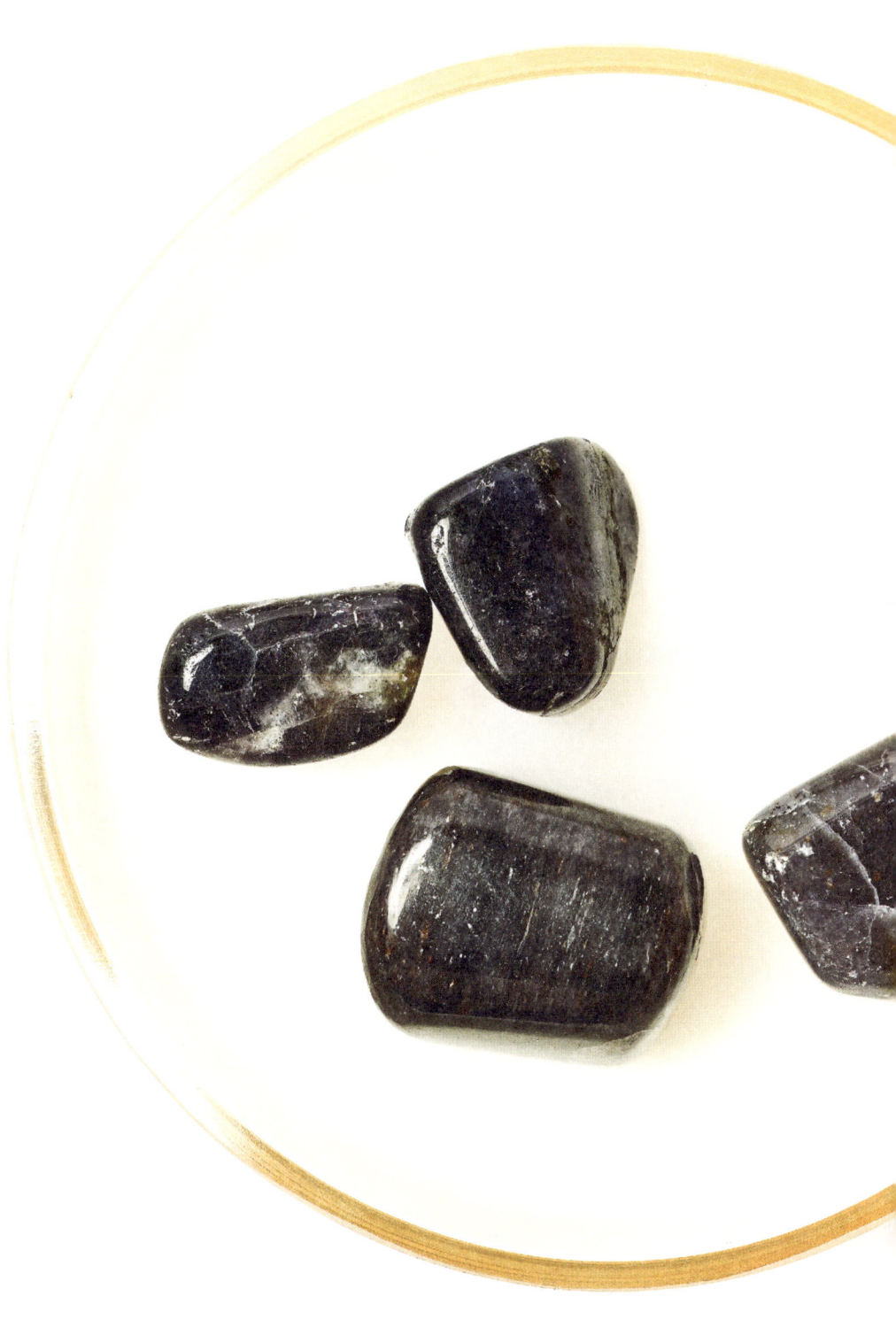

DUMORTIERIT

Geduld + Leichtigkeit + Spiritualität

 Farbe: Blau

 Chakra: Drittes Auge + Hals

 Vorkommen: Österreich, Frankreich, USA

Warum er magisch ist: Dumortierit hat die Kraft zur Ruhe. Das beruhigende blaue Mineral kann Zorn ebenso vermindern wie Ängste, und ein Gefühl von Wohlbefinden und Leichtigkeit erzeugen. Vielleicht stellen Sie fest, dass Sie mehr lachen und die Schwere negativer Gefühle oder Gedankenmuster abschütteln. Dieser Stein hilft Ihnen, Verbindungen zu Menschen oder Dingen zu lösen, die Ihnen nicht mehr dienen: Er ist besonders nützlich bei der Neigung zu Sucht, Zwängen oder Co-Abhängigkeit. Dumortierit sorgt für Organisation und erdet inmitten von Chaos. Auch reinigt er das Halschakra und stärkt das Selbstvertrauen, sodass Sie Ihre Wahrheit ausdrücken können. Meditieren Sie mit ihm, um Ihre Chakren zu öffnen und sich mit dem Göttlichen zu verbinden. Er kann auch Kopf- und Bauchschmerzen lindern und bei Schlafproblemen helfen.

Wissenswert: Dumortierit wurde 1881 von dem Mineralogen M. F. Gonnard nach dem französischen Paläontologen Eugène Dumortier benannt. Man findet ihn oft als Einschluss in Quarz und seine Farbe beruht vermutlich auf einer Oxidation von Titan.

ANWENDUNGEN:

 Persönlich: Legen Sie ihn nachts gegen Schlaflosigkeit unter Ihr Kopfkissen.

 Zuhause: Bringt Ruhe in einen chaotischen Haushalt.

 Arbeit: Stärkt den Fokus und die Selbstdisziplin.

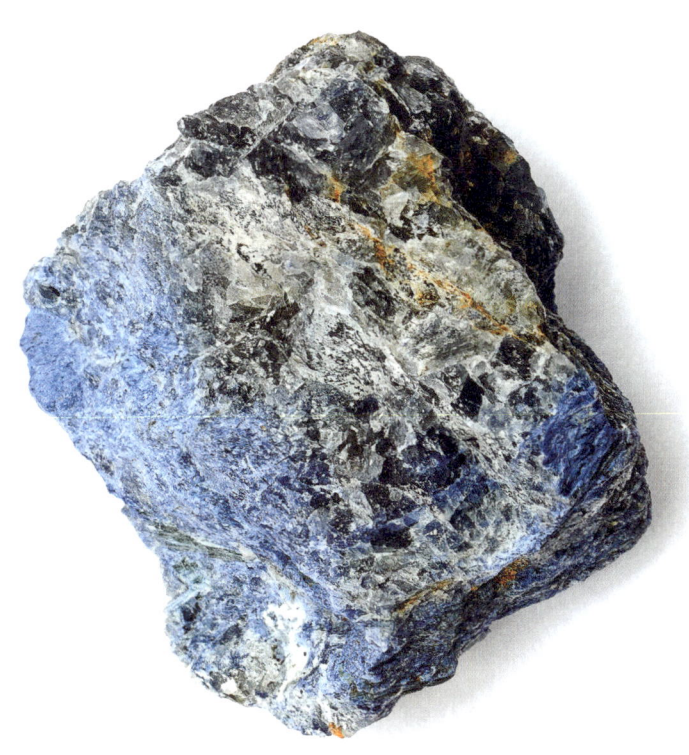

LAPISLAZULI

Wahrheit ✦ Selbstvertrauen ✦ Zufriedenheit

 Farbe: Tiefblau

 Chakra: Drittes Auge + Hals

 Vorkommen: Afghanistan, Chile, Pakistan

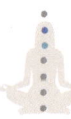

Warum er magisch ist: Lapislazuli ist ein Stein der Wahrheit und des Wissens. Sein tiefes Blau schafft eine friedliche Atmosphäre der Akzeptanz – er verbessert Ihre Selbstwahrnehmung und erhellt Ihre tiefsten Wünsche. Wenn es Ihnen in der Vergangenheit schwergefallen ist, Ihre Stimme zu erheben, reinigt er die schale Energie dieser Erfahrungen und macht es Ihnen viel leichter, sich auszudrücken. Er erzeugt den Wunsch nach Information, inspiriert zur Suche nach Wissen und verbessert das Gedächtnis, Lapislazuli stärkt die Verbundenheit mit Freunden und Familie und die Loyalität. Er eignet sich auch hervorragend für die Arbeit mit Träumen und ermöglicht spirituelle Visionen, indem er den Weg zur göttlichen Führung ebnet. Heiler bringen mit ihm die Schilddrüse und andere Drüsen ins Gleichgewicht und heilen Halsbeschwerden.

Wissenswert: Dieser Stein besteht vorwiegend aus Lasurit, das ihm sein intensives Blau verleiht. Pyriteinschlüsse geben ihm Glanz. *Lapis* ist das lateinische Wort für Stein, *lazuli* leitet sich vom Persischen *lāzhward* ab, dem Namen des Fundorts dieses Minerals, das schließlich »blau« bedeutete, weil es dort im Überfluss vorkam.

ANWENDUNGEN:

 Persönlich: Legen Sie den Stein auf Ihr drittes Auge, um Ihr Chakra zu reinigen und die spirituelle Wahrnehmung zu stimulieren.

 Zuhause: Inspiriert und nährt die Treue zwischen (Ehe-)Partnern.

 Arbeit: Unterstützt die Integrität am Arbeitsplatz und fördert Vertrauenswürdigkeit.

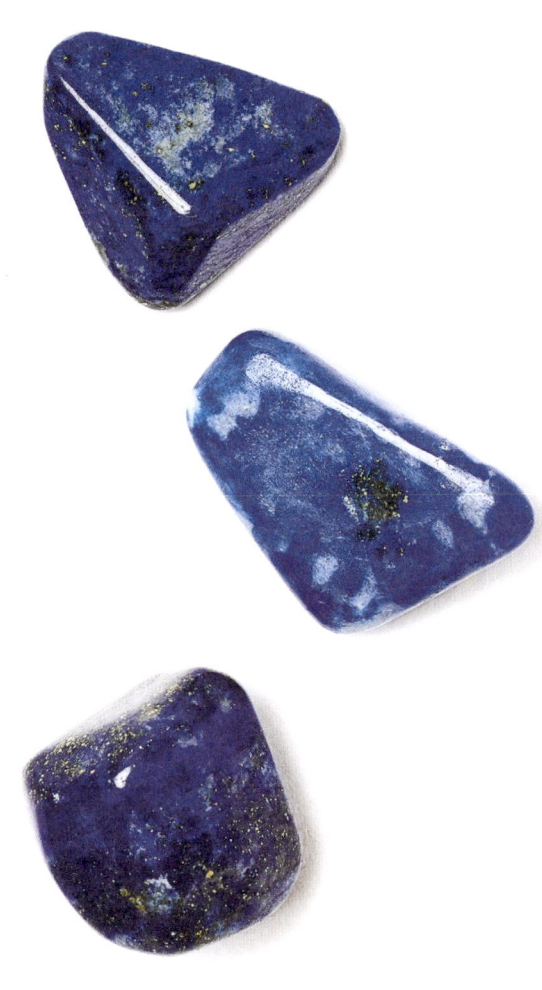

FLUORIT

Gleichgewicht ✦ Reinigung ✦ Schutz

 Farbe: Transparent

 Chakra: Drittes Auge + Herz

 Vorkommen: China, Mexiko, Südafrika

Warum er magisch ist: Fluorit ist ein Kraftwerk in Kristallform. Der stabilisierende Stein verringert Chaos und beruhigt den Geist. Er bringt dem Anwender inneres Gleichgewicht und eröffnet ihm eine größere Perspektive. So erleichtert er Entscheidungen und zeigt den Weg nach vorn auf. Das stark reinigende Mineral kann helfen, ungünstige Muster abzulegen, Negativität abzuwehren und die Energie zu erneuern. Fluorit ist dafür bekannt, unterdrückte Gefühle aufzuzeigen, damit sie sanft analysiert und bereinigt werden können. Er löst elektromagnetische Strahlung auf und bringt Körper und Geist ins Gleichgewicht. Bekanntlich regt er das Immunsystem an und soll Zähne und Knochen kräftigen.

Wissenswert: Dieser Kristall aus Kalziumfluorid ist oft durchscheinend. Es gibt ihn aber auch in vielen Farben, jeweils mit anderen heilenden Eigenschaften.

ANWENDUNGEN:

 Persönlich: Um die Konzentration zu verbessern, platzieren Sie einen Fluorit am Meditationsplatz.

 Zuhause: Bringt die Raumenergie ins Gleichgewicht und sorgt für Harmonie.

 Arbeit: Fördert Konzentration, Kooperation und Kreativität.

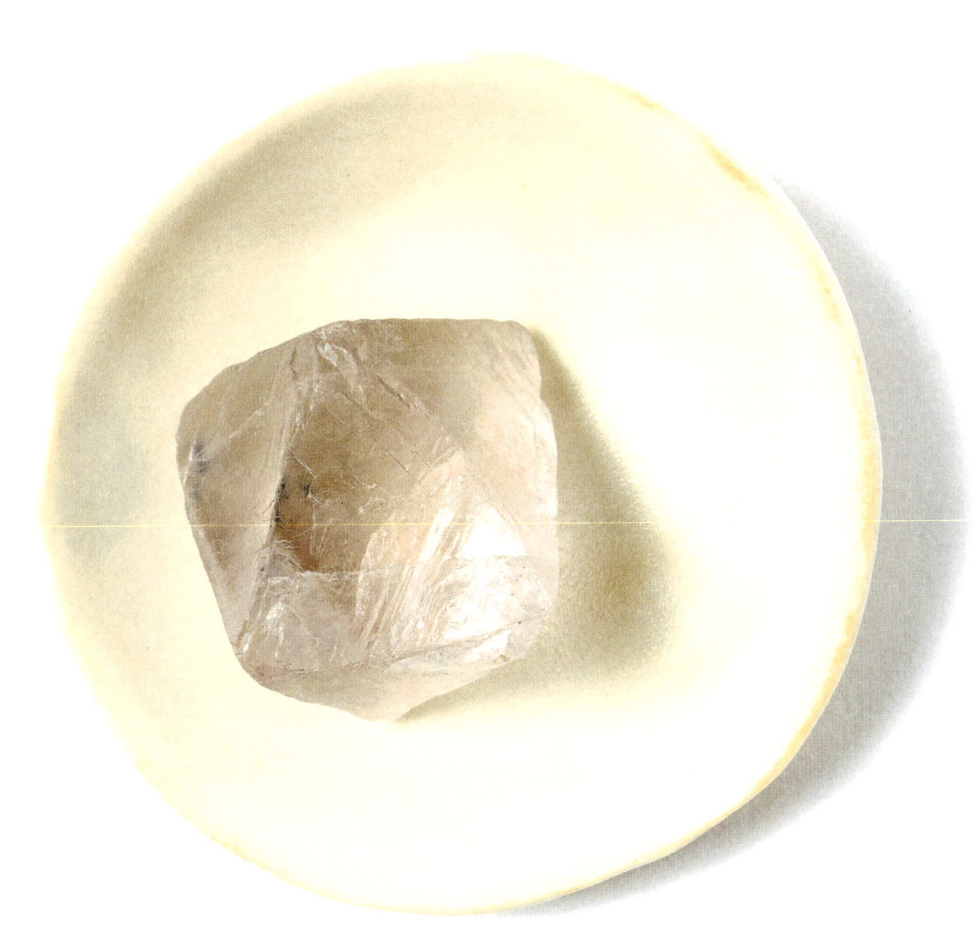

CORDIERIT

Intuition + Einsicht + Vision

 Farbe: Blau + Violett

 Chakra: Drittes Auge

 Vorkommen: Brasilien, Indien, Madagaskar

Warum er magisch ist: Cordierit ist ein wahrer Stein der Hellsichtigkeit. Seine ruhigen Farben öffnen sanft für Spiritualität. Er hilft, durch Gefühle zu navigieren, lässt Sie achtsam mit sich werden und suchtartiges oder selbstzerstörerisches Verhalten erkennen. Seine positive Energie beseitigt Hindernisse der Vergangenheit, löst Disharmonie mit einem Freund oder Partner auf und verbindet mit dem wahren Selbst. Er regt die Kreativität an, indem er neue Denkprozesse eröffnet. Heiler entgiften mit ihm den Körper und regulieren den Stoffwechsel.

Wissenswert: Der alte Name für dieses Kristall, Iolith, geht auf das griechische Wort für Violett, *ios*, zurück. Der Stein ist pleochroitisch – er reflektiert das Licht je nach Einfallswinkel unterschiedlich, sodass er mehrfarbig wirkt. Der sogenannte Wikingerstein wurde nordischen Legenden zufolge von Wikingern benutzt, um beim Navigieren auf See bei bedecktem Himmel den Stand der Sonne zu ermitteln.

ANWENDUNGEN:

 Persönlich: Legen Sie den Stein beim Meditieren auf Ihr drittes Auge, um sich für spirituelle Entdeckungen zu öffnen.

 Zuhause: Dringt Licht in den Kristall, erfüllt er einen Raum mit Glück.

 Arbeit: Inspiriert, alte Probleme mithilfe von neuen Wegen zu lösen.

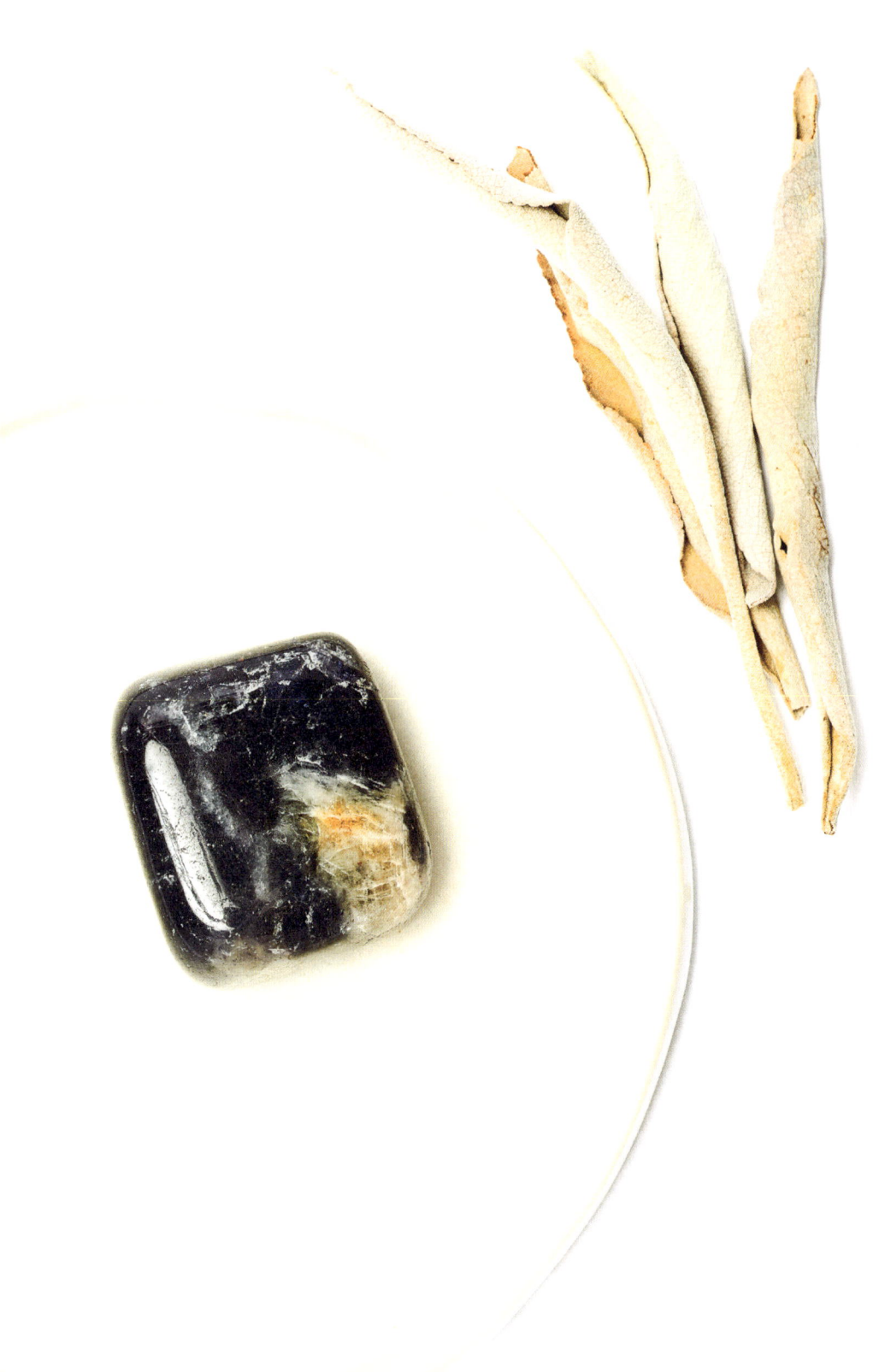

NUUMMIT

Erdung + Männliche Energie + Selbstentdeckung

 Farbe: Schwarz + irisierend

 Chakra: Drittes Auge + Wurzel

 Vorkommen: Grönland

Warum er magisch ist: Nuummit ist ein Stein der Selbstentdeckung und er verleiht Kraft. Dieses alte Material erleichtert das tiefe Eintauchen in die Psyche, deckt destruktive Muster und versteckte Blockaden auf und enthüllt die innersten Wahrheiten, ob Sie sie wissen möchten oder nicht. Er ist ein Reinigungsstein, der unnötiges Gepäck abwirft und Ihr wahres Selbst hervorholt – das könnte eine Herausforderung sein, wird Ihnen aber ein Gefühl von Macht und Stärke verleihen. Der Stein wirkt stark erdend und ist mit den Tiefen der Erde aus alter Zeit verbunden. Vielen gilt Nuummit als Stein der Zauberer, da er die magischen Fähigkeiten verbessern soll. Zusätzlich gewährt er psychischen Schutz, indem er negative Energie sowie die Auswirkungen elektromagnetischer Strahlung abwehrt. Er gibt dem Körper Energie und gewährt tiefen, erholsamen Schlaf. Heiler glauben, dass er den Kreislauf anregt.

Wissenswert: Nuummit ist vielleicht eines der ältesten Mineralien. Er entstand vor fast drei Milliarden Jahren. Entdeckt wurde er in Nuuk (Grönland). Seine Farbflecken entstehen durch wechselnde Schichten innerhalb seiner faserigen Struktur.

ANWENDUNGEN:

 Persönlich: Meditieren Sie mit Nuummit, wenn Sie bereit sind, sich Ihrer Vergangenheit zu stellen und sich weiterzuentwickeln.

 Zuhause: Er bringt eine starke Erdenergie in eine urbane Umgebung und erinnert Sie daran, sich mit der Natur zu verbinden.

 Arbeit: Tragen Sie ihn bei sich, um intuitiv und schnell reagieren zu können.

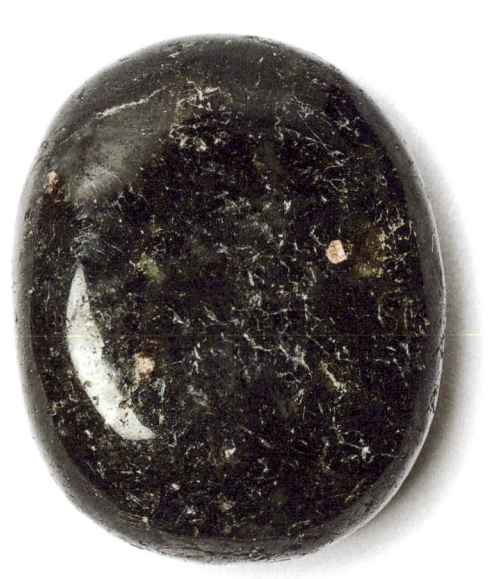

SODALITH

Wahrnehmung ✦ Reinigend ✦ Erwachen

 Farbe: Blau

 Chakra: Drittes Auge + Hals

 Vorkommen: Afghanistan, Kanada, USA

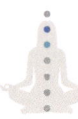

Warum er magisch ist: Sodalith ist ein Stein des Erwachens. Er vermittelt das Gefühl echter Erdung, während er das dritte Auge für göttliche Erkenntnis öffnet. Er ermöglicht die aufrichtige, objektive Selbstwahrnehmung sowie Wachstum und Entwicklung. Sodalith verleiht auch ein Gefühl für Ordnung und Machbarkeit, fördert die Logik und reinigt den Weg zur Erleuchtung. Wegen seines positiven Einflusses auf den Akt des Schreibens wird er auch Dichterstein genannt: Er inspiriert zu einer durch eine ausgewogene und wahrhafte Einstellung gemäßigten Kreativität. Das tiefblaue Mineral kühlt hitzige Emotionen sowie erhitzte Körper, weshalb man ihn gegen Fieber einsetzt.

Wissenswert: Der Name Sodalith leitet sich vom lateinischen *sodium* für Natrium ab. Er entsteht durch Kristallisation von natriumreichem geschmolzenem Gestein.

ANWENDUNGEN:

 Persönlich: Legen Sie Sodalith auf Ihr drittes Auge, um den Geist zu klären und Ihre Selbstwahrnehmung auf einer höheren Ebene zu heben.

 Zuhause: Verbessert die kreative Energie in einem Haushalt.

 Arbeit: Hilfreich bei der Zusammenarbeit mit anderen, lässt das Gefühl für ein gemeinsames Ziel entstehen.

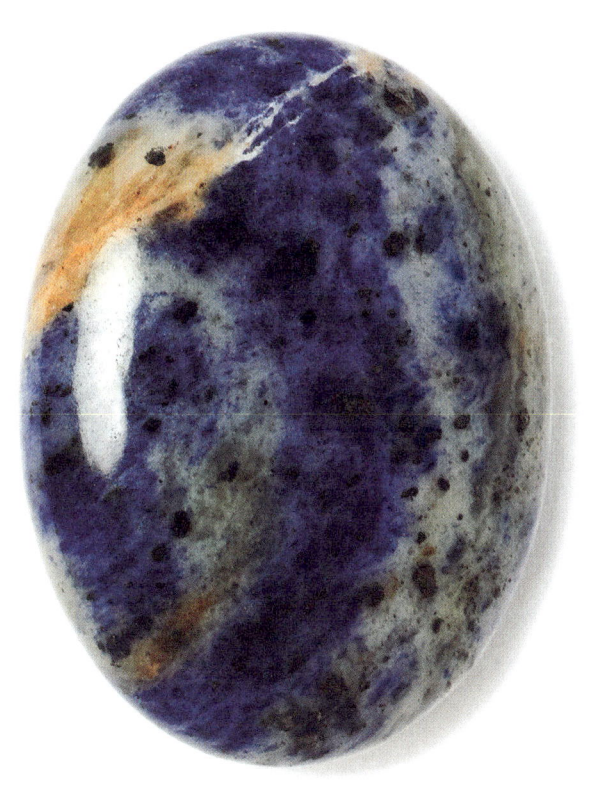

APATIT

Selbstentfaltung + Motivation + Gleichgewicht

 Farbe: Blau

 Chakra: Hals

 Vorkommen: Brasilien, Russland, USA

Warum er magisch ist: Apatit erleichtert die direkte Kommunikation und ist ein starker Motivator. Das blaue Mineral katalysiert das Loslassen der Vergangenheit: Es kann zu einer weiteren Perspektive verhelfen, indem es zur Wertschätzung des Jetzt verhilft. Bei regelmäßiger Arbeit mit dem Stein kann das Bewusstsein auf eine höhere Ebene gehoben werden und der Wunsch entstehen, der Erde und anderen Menschen dienlich zu sein. Daher wird er von manchen als humanitärer Stein bezeichnet. Apatit ist dafür bekannt, den Intellekt zu stärken und die Energie zu steigern. Er soll auch bei Essproblemen helfen und das Wohlbefinden fördern, indem er gesunde Essgewohnheiten unterstützt. Heiler nutzen Apatit für den Skelettapparat, weil ihm nachgesagt wird, dass er Knochen und Knorpel kräftigt und Gelenkschmerzen lindert.

Wissenswert: Apatit wird, entsprechend der Etymologie seines Namens, oft mit anderen Mineralien verwechselt: Dieser leitet sich von dem griechischen Wort *apate* für »Täuschung« ab. Die blaue Farbe entsteht durch Mangan.

ANWENDUNGEN:

 Persönlich: Legen Sie Apatit auf Ihr Halschakra, um die Energie zu reinigen und die Kommunikationsfähigkeit zu stärken.

 Zuhause: Erfüllt einen Raum mit erhebender, positiver Energie.

 Arbeit: In Ihrer Nähe aufbewahrt, reguliert er den Energiefluss und beugt einem Burn-out vor.

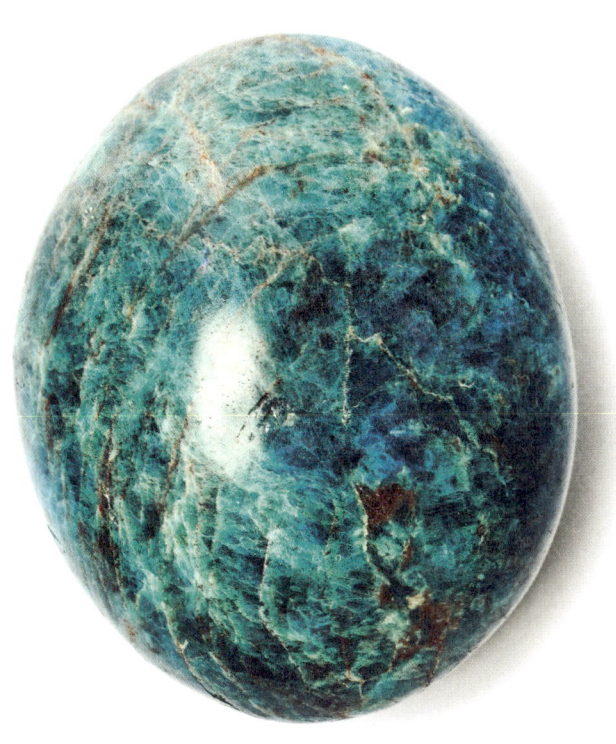

CHALCEDON

Kommunikation + Frieden + Gelassenheit

 Farbe: Hellblau + Weiß

 Chakra: Hals

 Vorkommen: Afrika

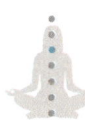

Warum er magisch ist: Chalcedon ist ein Stein des Ausdrucks. Diese Quarz-Variante verhilft zu einer eigenen Stimme, aber auch zu den richtigen Worten, wenn man sich über seine Gefühle klar werden möchte, ohne sich von ihnen überwältigen zu lassen. Chalcedon hilft, alte Verletzungen und Traumata loszulassen, indem er die Arbeit fördert, die notwendig ist, um den Schmerz aussprechen und loslassen zu können. Chalcedon fördert Kommunikation, geistige Klarheit und Selbstvertrauen und versieht Worte mit Wahrheit und Kraft. Er kann auch die Angst vor Verurteilung mindern und ist sehr hilfreich, wenn Sie öffentlich sprechen müssen. Seine friedlichen Schwingungen schaffen eine Atmosphäre der Ruhe und ermöglichen es, sich von der Welle der Gefühlen tragen zu lassen, ohne unterzugehen. Heiler verwenden ihn gegen gerötete oder gereizte Haut, bei Halsschmerzen und Schilddrüsenproblemen.

Wissenswert: Chalcedon wird auch Blue-Lace-Achat genannt. Seine einzigartige Musterung aus verschiedenfarbigen Bändern aus Chalcedon und Quarz bildet sich im Hohlraum eines Wirtsgesteins. Dieser füllt sich mit Mikrokristallen, die sich je nach Mineraliengehalt verändern.

ANWENDUNGEN:

 Persönlich: Halten Sie den Chalcedon bei positiven Affirmationen, um sie zu verstärken.

 Zuhause: Bewahrt den Frieden und kann bei Streit Spannungen abbauen.

 Arbeit: Tragen Sie ihn in der Hosentasche oder als Schmuck, wenn Sie eine Besprechung leiten oder eine Präsentation halten.

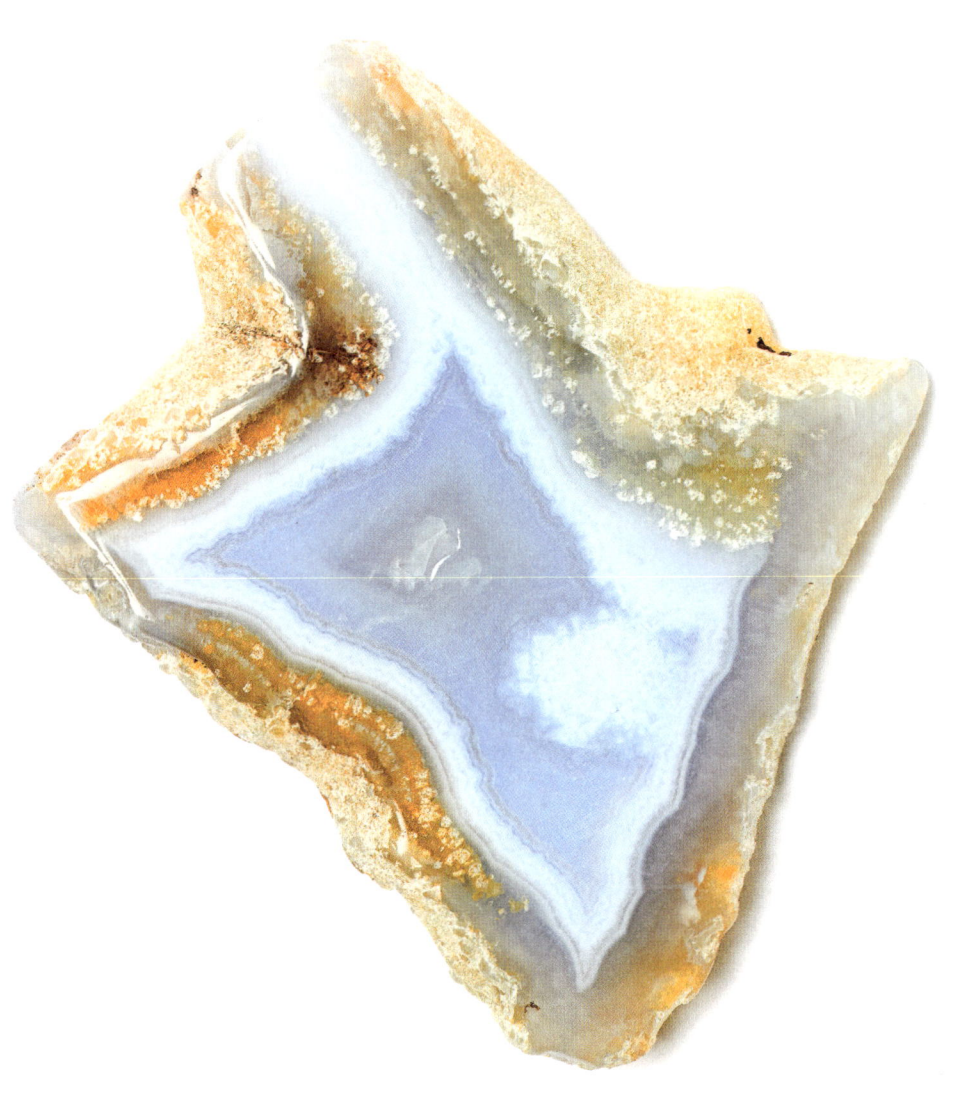

AMAZONIT

Gelassenheit ✦ Klarheit ✦ Kommunikation

 Farbe: Blaugrün

 Chakra: Hals + Herz

 Vorkommen: Brasilien, Russland, USA

Warum er magisch ist: Amazonit hilft, die Wahrheit ans Licht zu bringen. Der semi-opake Stein fördert eine ausgezeichnete Kommunikation, leitet Sie an, deutlich und von Herzen zu sprechen, frei von überflüssigen Gefühlen oder Angst vor Auseinandersetzung. Außerdem wirkt er sehr beruhigend. Er befreit von Ängsten und neutralisiert negative Gedanken und Energie. Amazonit bringt Glück – er ist ein Stein der Manifestation, insbesondere in Kombination mit der Kraft des gesprochenen Worts. Er bringt die männliche und weibliche Energie ins Gleichgewicht, ebenso die körperlichen Systeme, und fördert die Gesundheit. Auch schützt er vor elektromagnetischer Strahlung.

Wissenswert: Sein Name verweist auf die Ähnlichkeit seiner Farbe mit der des Amazonas. Die blaugrüne Farbe entsteht durch kleine Mengen Blei und Wasser.

ANWENDUNGEN:

 Persönlich: Hält man den Amazonit beim Mantrasingen, fördert er die Manifestation.

 Zuhause: Legen Sie den Stein neben Ihren Computer, um sich vor elektromagnetischer Strahlung zu schützen.

 Arbeit: Verbessert die Kommunikation und Ihre Fähigkeit, mit Selbstvertrauen zu sprechen.

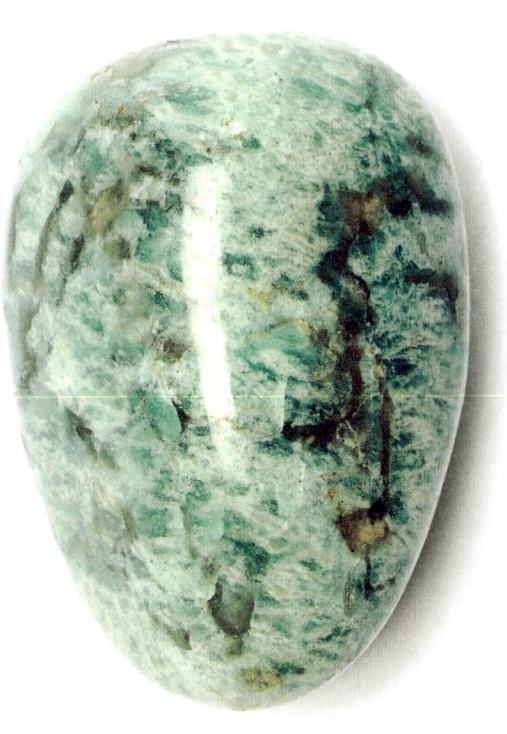

TÜRKIS

Kommunikation + Loslassen + Heilung

 Farbe: Blaugrün

 Chakra: Hals

 Vorkommen: Ägypten, Iran, USA

Warum er magisch ist: Türkis ist als Meisterheiler bekannt. Er beruhigt den emotionalen sowie den physischen Körper und verbessert die spirituelle Verbundenheit. Er ist ein Stein der Kommunikation, großartig für jeden, dem es schwerfällt, zu sagen, was er denkt, oder der Angst davor hat, in der Öffentlichkeit zu reden. Durch die Arbeit mit Türkis lassen sich negative Denkmuster durchbrechen und Schuldgefühle und Reue wegen vergangener Handlungen und Erfahrungen loslassen. Er fördert Optimismus und lässt Sie emotional unbelastet voranschreiten. Türkis verbessert bekanntermaßen auch die innere Stärke und Führungsqualitäten. Seine ruhige, weise Energie gleicht männliche und weibliche Energien aus und gibt Erschöpften einen Energieschub. Heiler unterstützen mit ihm das Immunsystem und entgiften den Körper.

Wissenswert: In Persien abgebauter Türkis gelangte über die Türkei nach Europa. Sein Name leitet sich von dem französischen Wort *turquois* für »Türkisch« ab.

ANWENDUNGEN:

 Persönlich: Auf Ihr Halschakra gelegt, befreit er Ihre Stimme und Ihre Wahrheit.

 Zuhause: Unterstützt die transparente und liebevolle Kommunikation.

  Arbeit: Ermöglicht besonders Künstlern und Schriftstellern, sich auszudrücken.

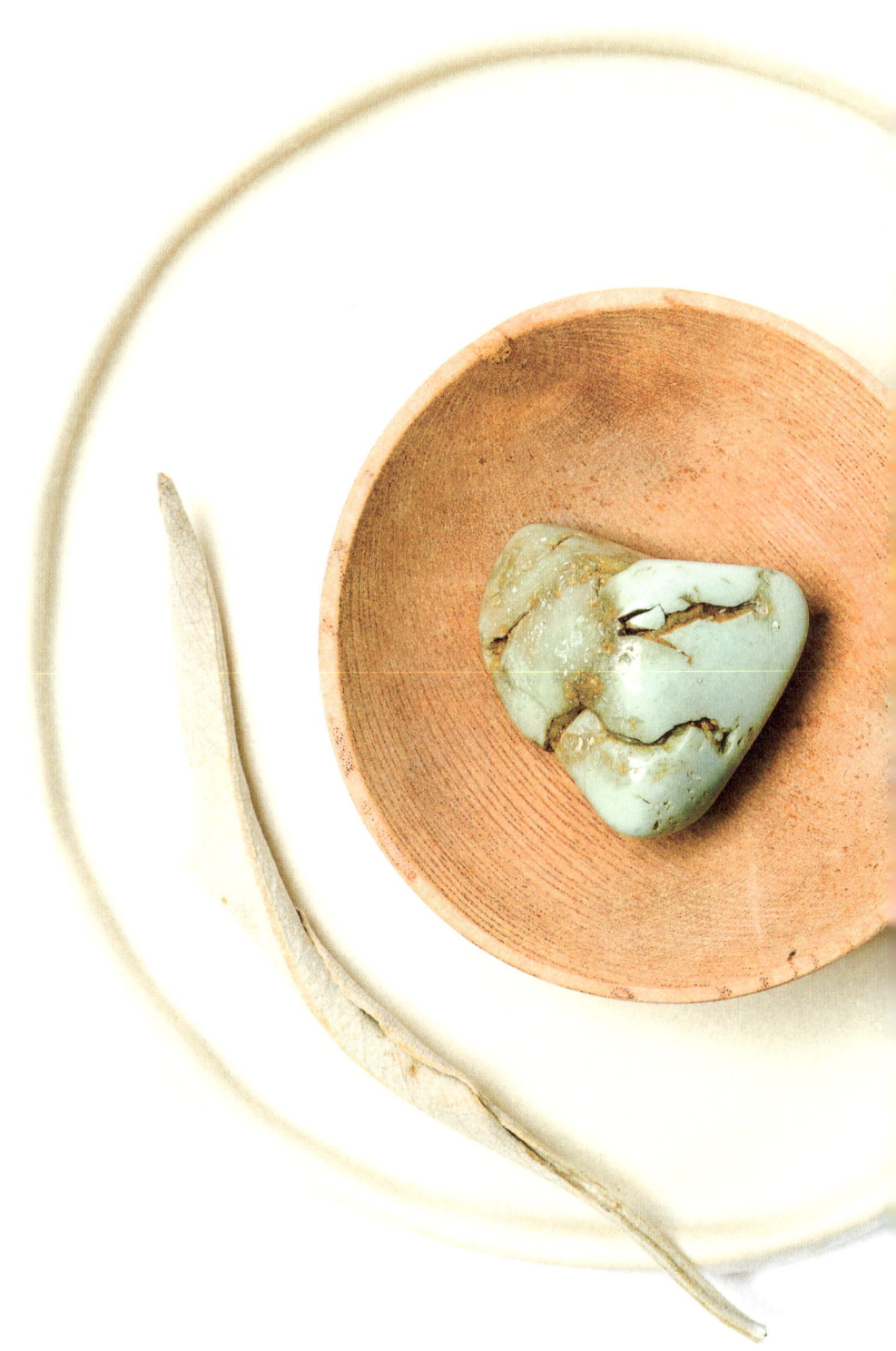

AQUAMARIN

Mut + Ruhe + Durchlässigkeit

 Farbe: Blau

 Chakra: Hals + höheres Herz

 Vorkommen: Brasilien, Indien, Sambia

Warum er magisch ist: Aquamarin ist eine beruhigende Kraft in den Stürmen des Alltags. Dieser sanfte blaue Stein hat eine stärkende Energie. Er inspiriert dazu, sowohl selbst als auch die äußeren Umstände zu akzeptieren. Weil er mit dem Halschakra verbunden ist, hilft er Ihnen, aus dem Herzen zu sprechen, ohne Angst vor Strafe. Er schenkt verjüngende Ruhe, bereinigt alte Energien und spendet Frische und Vitalität. Aquamarin unterstützt Sie dabei, abzuschließen. Er lässt Sie die Vergangenheit annehmen und nach vorn blicken. Sein beruhigendes Wesen fördert eine tiefe Meditation und enthüllt inneres Wissen sowie Offenheit für spirituelles Bewusstsein. Werdenden Müttern soll der Stein zu einer gesunden Schwangerschaft verhelfen. Heiler glauben, dass er Halsschmerzen und Schilddrüsenprobleme lindert und vor Seekrankheit schützt.

Wissenswert: Aquamarin ist eine Form des Minerals Beryll. Sein blauer Farbton entsteht durch Eisenoxid. Sein Name leitet sich vom lateinischen *aqua marina* ab, zu deutsch »Meerwasser«. Lange diente er Seeleuten als Talisman.

ANWENDUNGEN:

 Persönlich: Als Sorgenstein hilft er, Ängste zu lindern und die Akzeptanz zu fördern.

 Zuhause: Schafft eine Atmosphäre der Gelassenheit.

 Arbeit: Gleicht die Ebbe und Flut des täglichen Stresses aus.

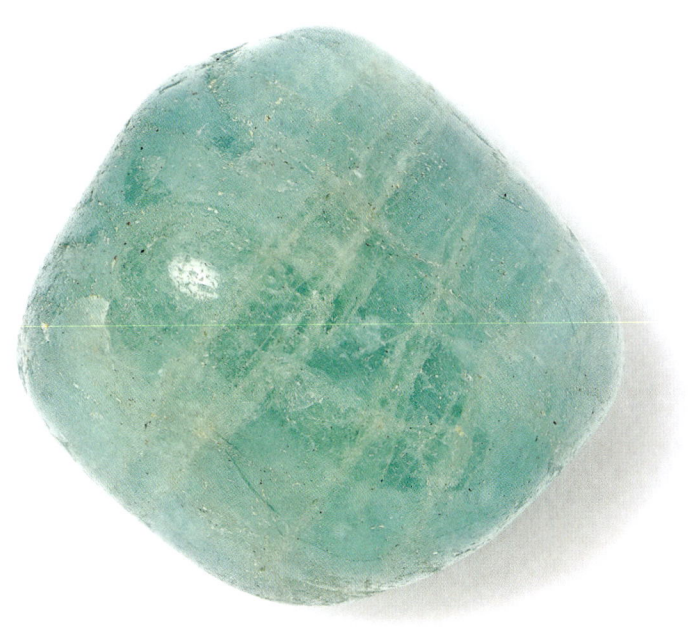

CHRYSOKOLL

Weibliche Energie + Nährend + Liebe

 Farbe: Blaugrün

 Chakra: Hals + Herz

 Vorkommen: Chile, Indonesien, USA

Warum er magisch ist: Chrysokoll bietet eine wundervolle Prise Zärtlichkeit. Seine weiblichen Energien fördern liebevolle Herzlichkeit und tief gehende Kommunikation. Er mildert Zorn und gewährt sanfte, aber kraftvolle Unterstützung. Er vergrößert auch das Mitgefühl für andere und inspiriert Gespräche mit einem Freund, Partner oder Familienangehörigen, der eine schwierige Zeit durchlebt: Sie werden ihm liebevolle Aufmerksamkeit und Unterstützung geben können. In Zeiten von Stress oder Übergängen spendet er Trost und schwächt negative Gefühle und Angst ab. Chrysokoll soll Frauen bei allen Arten von Beschwerden helfen, von prämenstruellem Syndrom (PMS) über Menopause bis zu den Schmerzen bei Wehen und Geburt. Er soll auch den Blutzucker bei Männern und Frauen ins Gleichgewicht bringen können.

Wissenswert: Der Name Chrysokoll stammt aus dem antiken Griechenland und ist eine Zusammensetzung der Wörter *chrysos*, »Gold«, und *kolla*, »Klebstoff«, weil er in der Goldschmiedekunst als Hilfsmittel zur Granulation diente. Seine leuchtend türkise Farbe entsteht durch Kupferoxidierung.

ANWENDUNGEN:

 Persönlich: Legen Sie ihn auf das Herzchakra, um destruktive Gefühle durch Selbstliebe zu ersetzen.

 Zuhause: Schützt sanft vor anmaßenden oder schwierigen Nachbarn.

 Arbeit: Fördert die Kreativität und baut Stress ab.

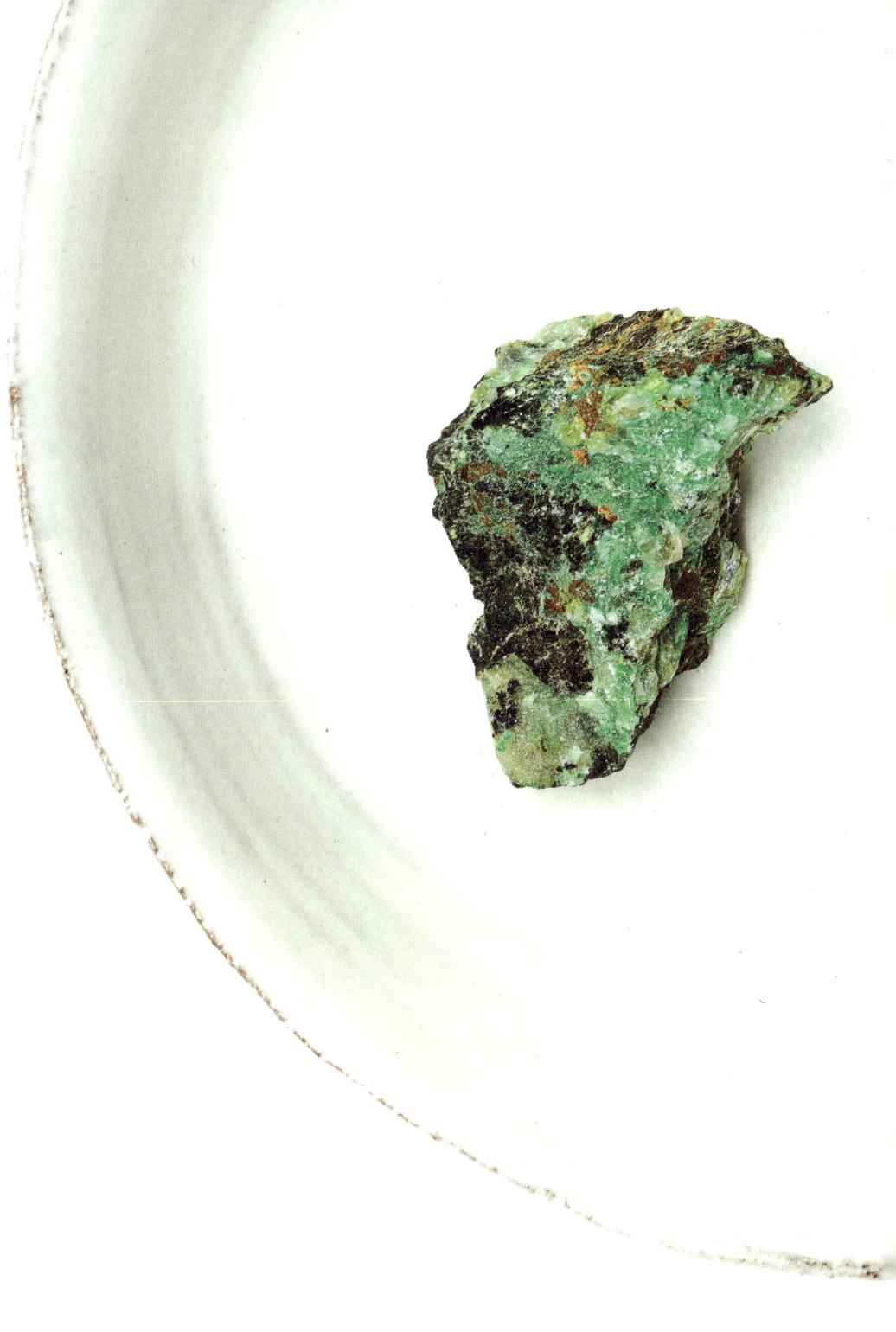

GRÜNER FLUORIT

Ermutigung ◆ Harmonisierend ◆ Reinigend

 Farbe: Grün

 Chakra: Hals + Herz

 Vorkommen: Namibia, Südafrika, USA

Warum er magisch ist: Grüner Fluorit heilt sanft und bringt den physischen mit dem emotionalen Körper ins Gleichgewicht. Er hilft dem Geist, sich neu zu ordnen, mentales Geplapper abzustellen und Klarheit ins Chaos der Gedanken zu bringen. Negative Energien löst er effizient auf (und sollte oft gereinigt werden). Der Stein der Ermutigung und Unterstützung befreit dank seiner starken Verbindung zum Herzchakra von seelischem Schmerz und strahlt Liebe aus. So stärkt und leitet er die Intuition in Liebesdingen. Er soll das Immunsystem unterstützen und dem Körper helfen, wichtige Nährstoffe aufzunehmen.

Wissenswert: Reiner Fluorit ist transparent, aber er gilt als das bunteste Mineral, weil er aufgrund verschiedenster Verunreinigungen in fast jedem Farbton vorkommt. Vermutlich verleiht Yttrium diesem Fluorit die Grünfärbung.

ANWENDUNGEN:

 Persönlich: Nutzen Sie grünen Fluorit als Sorgenstein, wenn Sie sich überfordert fühlen.

 Zuhause: Kann helfen, ein schwieriges Verhältnis zu einem Familienmitglied oder einem Mitbewohner zu verbessern.

 Arbeit: Unterstützt die Konzentration in einem chaotischen Arbeitsumfeld.

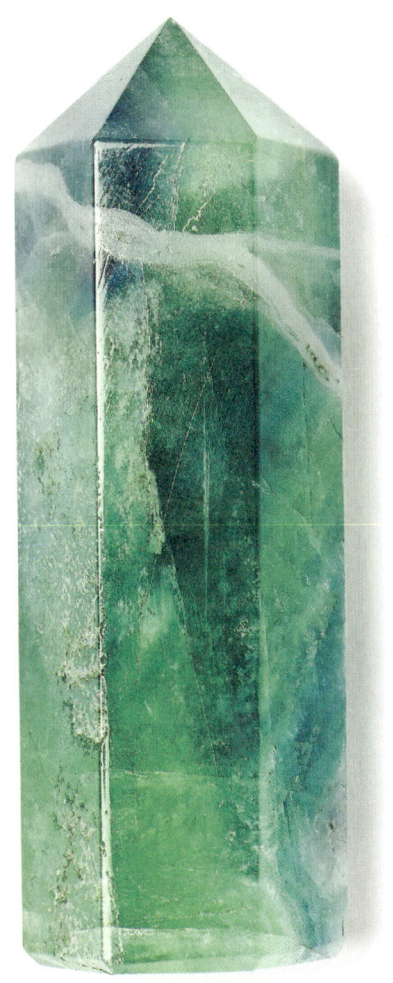

ROSENQUARZ

Liebe + Frieden + Akzeptanz

 Farbe: Rosa

 Chakra: Höheres Herz + Herz

 Vorkommen: Brasilien, Madagaskar, USA

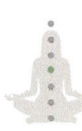

Warum er magisch ist: Rosenquarz ist der Stein der Liebe – göttlicher Liebe, Selbstliebe, romantischer Liebe, platonischer Liebe. Er verstärkt alle Bereiche des Herzens. Dieser rosafarbene Kristall hat die Schwingung von Zärtlichkeit und Frieden. Seine nährende Energie schenkt Ihnen tiefe Selbstakzeptanz. Er kann Sie für eine neue Liebe öffnen und den Schmerz über eine verlorene Liebe lindern. Er stärkt die Bande familiärer und platonischer Liebe, schafft Harmonie und festigt Freundschaften. In Zeiten des Übergangs sorgt er für emotionales Gleichgewicht und klärt unterdrückte oder schmerzhafte Gefühle, indem er sanft Ihr Herz öffnet. Rosenquarz kann die Sinnlichkeit steigern, soll die Fruchtbarkeit fördern, Alpträume abwehren und Ängste und Anspannung lindern.

Wissenswert: Die rosige bis rote Farbe wird auf kleine Mengen Titan, Eisen oder Mangan zurückgeführt. In der griechischen Mythologie entstand die Farbe, als sich Aphrodites Blut mit dem ihres Geliebten Adonis mischte, nachdem dieser vom Kriegsgott Ares in Gestalt eines Ebers angegriffen worden war und die ihm zu Hilfe eilende Liebesgöttin sich in einem Dornbusch verhedderte.

ANWENDUNGEN:

 Persönlich: Halten Sie Rosenquarz während des Meditierens, um emotionale Traumata zu lindern und positive Affirmationen zu verstärken.

 Zuhause: Legen Sie ihn auf Ihren Nachttisch, um eine neue Liebe anzuziehen oder die Liebe und Hingabe zu einem Partner zu vertiefen.

 Arbeit: Wehrt Negativität ab und schafft ein Umfeld des Friedens.

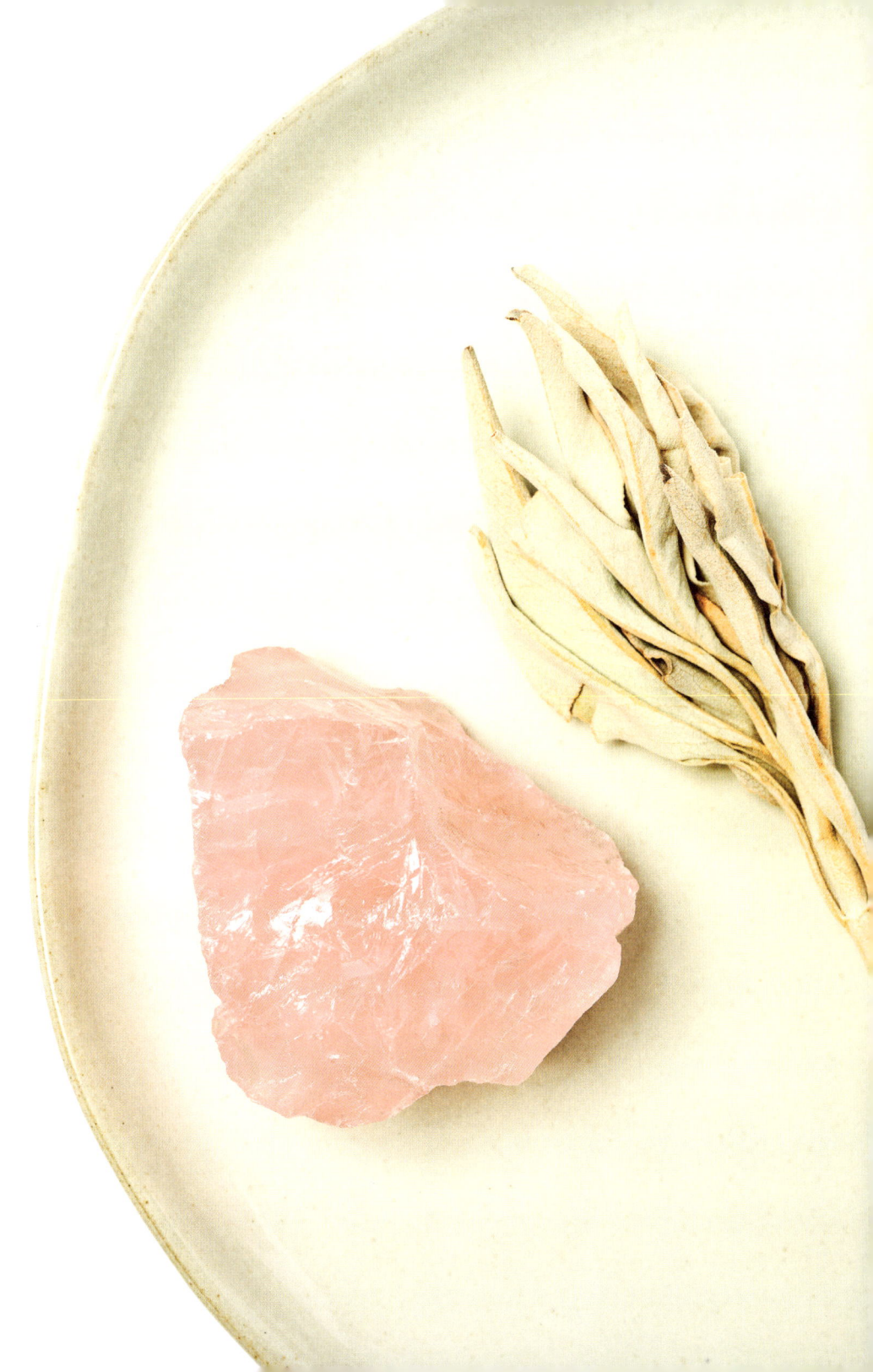

GRÜNER AVENTURIN

Chance + Geborgenheit + Überfluss

 Farbe: Grün

 Chakra: Höheres Herz + Herz

 Vorkommen: Indien

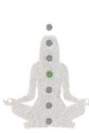

Warum er magisch ist: Grüner Aventurin ist ein Glücksstein. Er zieht Chancen an und kann das Schicksal zu Ihren Gunsten wenden. Dieses Mineral wird Sie dazu bringen, die Dinge dem Zufall zu überlassen. Er hat starke Manifestationskraft und kann Überfluss, Geld und Erfolg anziehen. Grüner Aventurin wirkt erhebend und energetisierend und schenkt Wohlbefinden. Er schirmt Ihr Herz gegen negative Energie ab und schützt Sie vor Beziehungen – ob mit einem Partner, Freund oder Bekannten –, in denen Ihnen mehr genommen als gegeben wird. Dieser Stein fördert auch die Wertschätzung der Natur und ist durch Liebe mit der Erde verbunden. Er ist ein Rundum-Heiler, der alle Systeme des Körpers harmonisiert. Heiler empfehlen ihn auch gegen Übelkeit.

Wissenswert: Aventurin ist eine Form von Quarz mit reflektierenden Einschlüssen (oft Glimmer). Das Grün entsteht durch den chromhaltigen Glimmer Fuchsit.

ANWENDUNGEN:

 Persönlich: Legen Sie den Stein auf Ihr Herz, um Energieblockaden zu lösen und emotionale Wunden zu heilen.

 Zuhause: Bringt Fröhlichkeit in einen Raum und steigert die Energie der Möglichkeiten.

 Arbeit: Fördert das Selbstvertrauen, verbessert Führungsqualitäten und zieht Beförderung an.

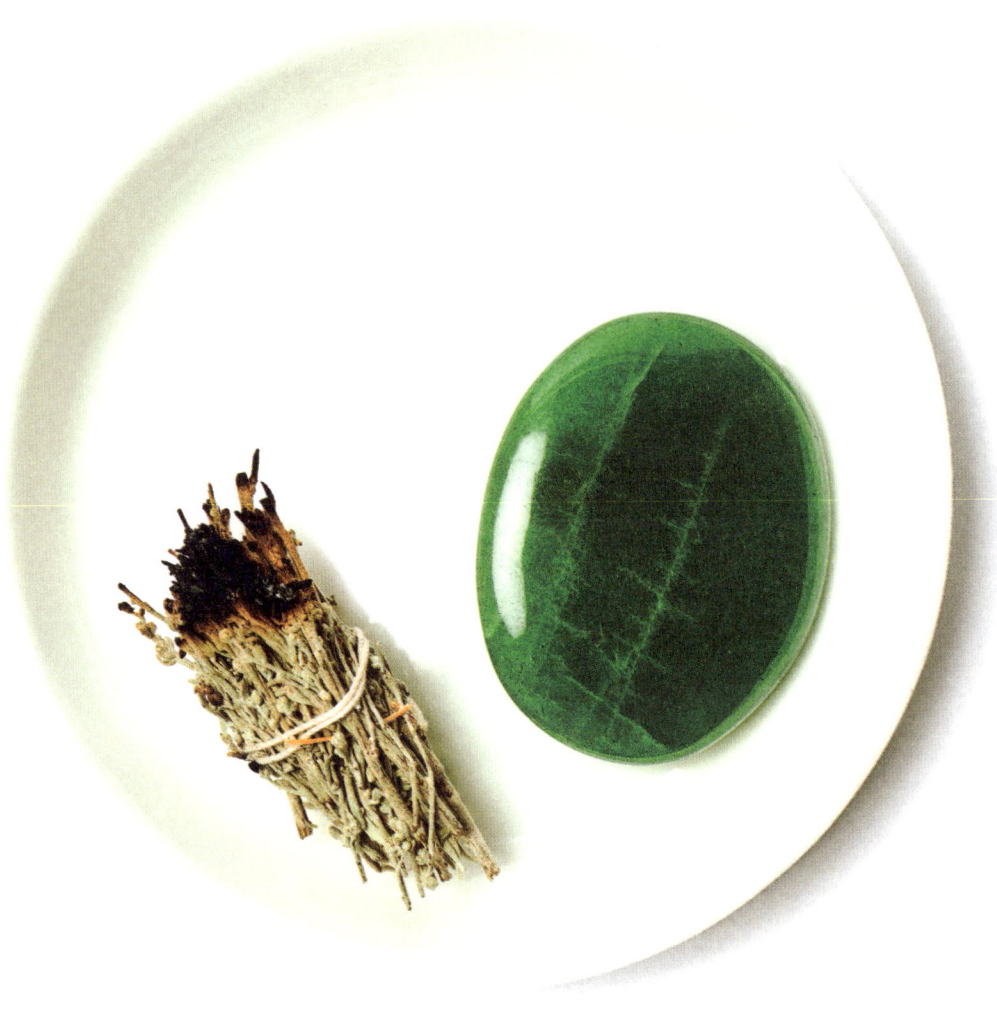

MALACHIT

Liebe + Harmonie + Transformation

 Farbe: Grün

 Chakra: Höheres Herz + Herz

 Vorkommen: Afrika, Australien, Brasilien

Warum er magisch ist: Malachit kann zu wahrer Veränderung inspirieren. Er hilft, Energieblockaden zu lösen und regt dazu an, alte Muster aufzugeben und für positive Veränderung Platz zu schaffen. Als Schutzstein absorbiert er elektromagnetische Strahlung ebenso wie negative Energie. Man sollte ihn daher regelmäßig reinigen. Malachit kann das Herzchakra öffnen und für bedingungslose Liebe empfänglich machen. Er unterstützt eine gesunde Beziehung, die in Liebe und nicht in Co-Abhängigkeit oder Bedürfnis gründet. Der Stein soll auch Reisenden nützen, insbesondere Flugreisenden – er kann helfen, Flugangst zu lindern. Malachit unterstützt den Energiefluss, bringt die Systeme des Körpers ins Gleichgewicht und stärkt das Immunsystem. Man sollte mit polierten Steinen arbeiten, da große Mengen rohen Malachits giftig sein können.

Wissenswert: Malachit ist ein Kupfercarbonat, der seine Farbe vom Kupfer erhält. Sein Name leitet sich vermutlich vom griechischem Wort *malache* für Malve ab, denn sein Grün soll an Malvenblätter erinnern. Im alten Ägypten diente Malachit als Pigment für Lidschatten.

ANWENDUNGEN:

 Persönlich: Verwenden Sie Malachit für eine visuelle Meditation und fokussieren Sie Ihren Geist auf seine faszinierenden Bänder und Wirbel.

 Zuhause: Nahe am Fernseher absorbiert er elektromagnetische Strahlung.

 Arbeit: In der Nähe eines Computers neutralisiert er Strahlung.

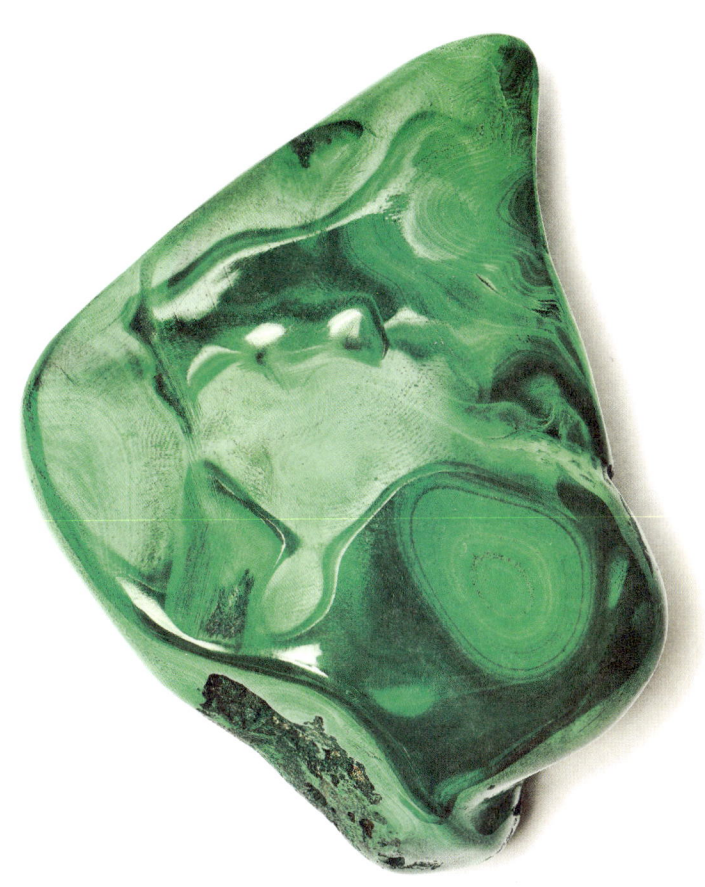

GRÜNER CALCIT

Wohlstand + Inspiration + Gleichgewicht

 Farbe: Grün

 Chakra: Höheres Herz + Herz

 Vorkommen: Mexiko, USA

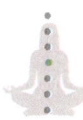

Warum er magisch ist: Grüner Calcit lässt Ihre Träume wahr werden. Dieser sanfte Stein setzt tief vergrabene Gefühle frei. Er verhilft zu einer klaren Kommunikation, lässt Sie Ihre Wünsche artikulieren und besser verstehen, wie Sie sie realisieren können. Er ist ein Stein des Wohlstands und Überflusses, der Erfolg und Reichtum in der Liebe anzieht.

Seine beruhigende Energie baut Stress ab. Wohltuend für die geistige Gesundheit, bringt er Geist, Körper und Spiritualität ins Gleichgewicht. Er beruhigt die Gefühle, kühlt Zorn und andere negative Emotionen. Heiler glauben, dass er Entzündungen hemmt und gegen Gelenkschmerzen und Arthritis hilft. Er soll auch die Fruchtbarkeit fördern.

Wissenswert: Grüner Calcit absorbiert unglaublich stark und muss regelmäßig gereinigt werden. Seine grüne Farbe verdankt er Chloriteinschlüssen.

ANWENDUNGEN:

 Persönlich: Verwenden Sie grünen Calcit als Stein der Manifestation, indem Sie ihn halten, während Sie Ihre Zukunft visualisieren.

 Zuhause: Platziert man ihn im Garten, fördert er gesundes Wachstum und Überfluss.

 Arbeit: Wenn Sie ihn in die Nähe Ihres Schreibtischs legen und in stressigen Zeiten in der Hand halten, spendet er strahlende, beruhigende Energie.

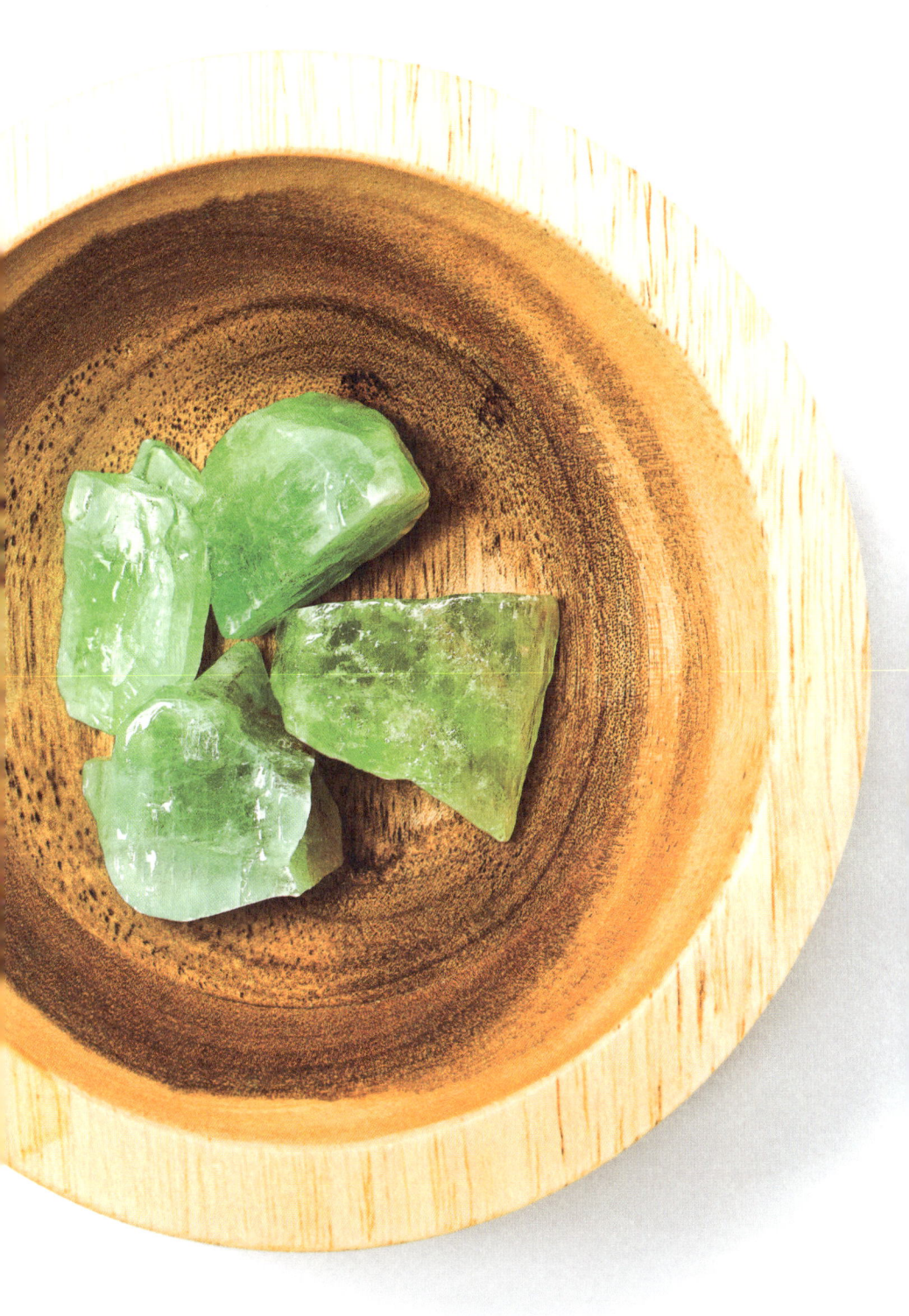

CHRYSOPRAS

Freude + Überfluss + Erfrischung

 Farbe: Grün

 Chakra: Herz + Sakrum

 Vorkommen: Australien, Deutschland, Tansania

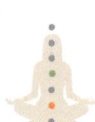

Warum er magisch ist: Chrysopras ist der Frühling in Kristallform. Nach einem langen emotionalen Winter kann dieser Stein dem Glück die Tür öffnen und echte Freude spenden. Er wirkt öffnend und schafft einen sicheren Raum für das Herz, um Liebe zu geben und zu empfangen. Für wen die Arbeit mit Kristallen neu ist, ist Chrysopras ideal, denn er bereitet auf die Heilenergie anderer Steine vor. Chrysopras kann Erkenntnis und Wachstum fördern, Überfluss anziehen und Ihnen bewusst machen, dass Sie all dies wert sind. Er schenkt Vertrauen zu anderen und sich selbst und fördert Treue in persönlichen und beruflichen Beziehungen. Als Stein der Vergebung mildert er Groll und Reue. Heiler glauben, dass er die Leber stimuliert und die Entgiftung verbessert.

Wissenswert: Dieser Chrysopras ist aufgrund von Nickeleinschlüssen apfelgrün.

ANWENDUNGEN:

 Persönlich: Auf dem Herzen platziert, öffnet er sanft und unterstützend.

 Zuhause: Chrysopras sorgt für einen energetischen Frühjahrsputz.

 Arbeit: Legt ein positives Fundament in einem neuen Job oder einer neuen Position.

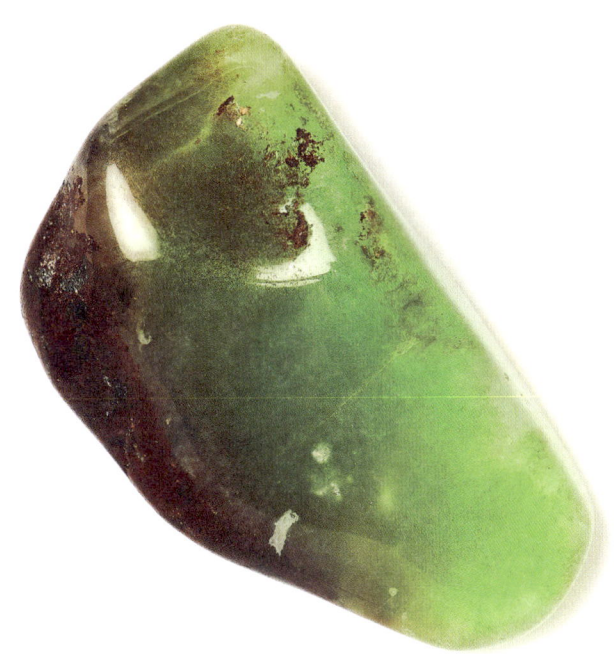

RHODONIT

Vergebung + Mitgefühl + Akzeptanz

 Farbe: Rosa + Schwarz

 Chakra: Herz

 Vorkommen: Schweden, Russland

Warum er magisch ist: Rhodonit heilt alle Angelegenheiten des Herzens. Er ist als Stein der Vergebung sowie der Rettung bekannt, perfekt geeignet, um einen nach einem Bruch oder Zerwürfnis mit einem geliebten Menschen wieder aufzubauen. Er hilft, das Herz für die bedingungslose Liebe zu öffnen und zu akzeptieren, dass zu menschlichen Beziehungen auch Schmerz gehört. Er wirkt unterstützend bei großen Veränderungen und persönlicher Entwicklung. Er ist dafür bekannt den Nutzer stärker mit seinem Lebensziel in Einklang zu bringen. Er hilft, toxische Muster in alten Beziehungen freizulegen und zu akzeptieren, um sie loszulassen zu können. Indem Rhodonit das Selbst heilt, befähigt er dazu, anderen Liebe zu schenken. Er hilft, den Körper zu entgiften und wieder zu kräftigen, wenn negative Energie an Ihnen gezehrt hat.

Wissenswert: Der Name geht auf das griechische Wort *rhodon*, »Rose«, zurück. Rhodonit ist ein Mangansilikat. Seine schwarzen Adern entstehen durch Manganoxidierung.

ANWENDUNGEN:

 Persönlich: Legen Sie den Stein auf das Herzchakra, um Ängste loszulassen, Herzschmerz zu kurieren und negative Beziehungsmuster zu durchbrechen.

 Zuhause: Vergrößert die Harmonie und verringert Ressentiments zwischen Zimmer- oder Wohnungsgenossen.

  Arbeit: Trägt zu einem positiven Umfeld bei und stärkt Ihr Vertrauen.

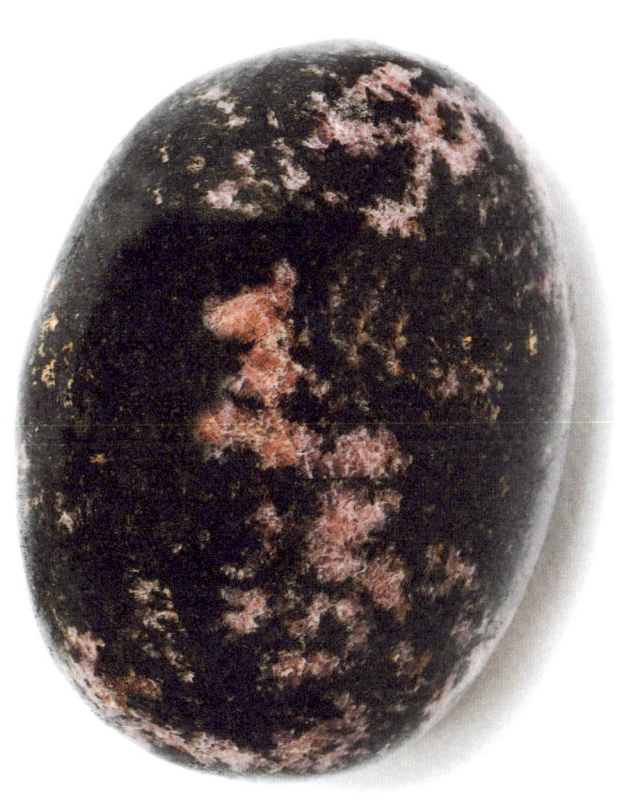

JADE

Gesundheit ✦ Wohlstand ✦ Harmonie

 Farbe: Grün

 Chakra: Herz

 Vorkommen: Myanmar, Kanada, Guatemala

Warum er magisch ist: Jade ist ein kraftvoller Heilstein. Das beliebte grüne Mineral kann alle Bereiche des Lebens positiv beeinflussen, Überfluss anziehen, Langlebigkeit fördern und generell Gleichgewicht und Glück bringen. Manchmal als Stein der Treue bezeichnet, kann er die Hingabe intensivieren, die Bande zwischen Partnern und Familienmitgliedern stärken und die Vertrauenswürdigkeit verbessern. Er kann auch als Freundschaftsmagnet wirken und neue Beziehungen in Ihr Leben bringen. Jade wird auch genutzt, um die sexuelle Energie zu steigern und die Leidenschaft zwischen Liebenden neu zu entfachen. In Verbindung mit dem Herzchakra fördert er die Liebe und die Zuwendung. Er gilt auch als Traumstein, weil er es leichter macht, sich an Träume zu erinnern und ihre Botschaft zu verstehen. Er soll der Gesundheit insgesamt förderlich sein, unterstützt aber vor allem Nieren, Milz und Leber.

Wissenswert: Als Jade werden zwei Mineralien bezeichnet, Nephrit und Nadeit. Der Name geht auf das spanische *piedra de ijada* zurück, zu deutsch Lendenstein, weil man lange annahm, dass er gegen Leiden wie Nierensteine hilft.

ANWENDUNGEN:

 Persönlich: Legen Sie Jade nachts unter Ihr Kopfkissen, um Ihre Träume klarer zu sehen und besser zu verstehen.

 Zuhause: Heißen Sie mit Jade Überfluss und Glück willkommen.

  Arbeit: Jade kann helfen, neue Geschäfte oder Gelegenheiten anzuziehen.

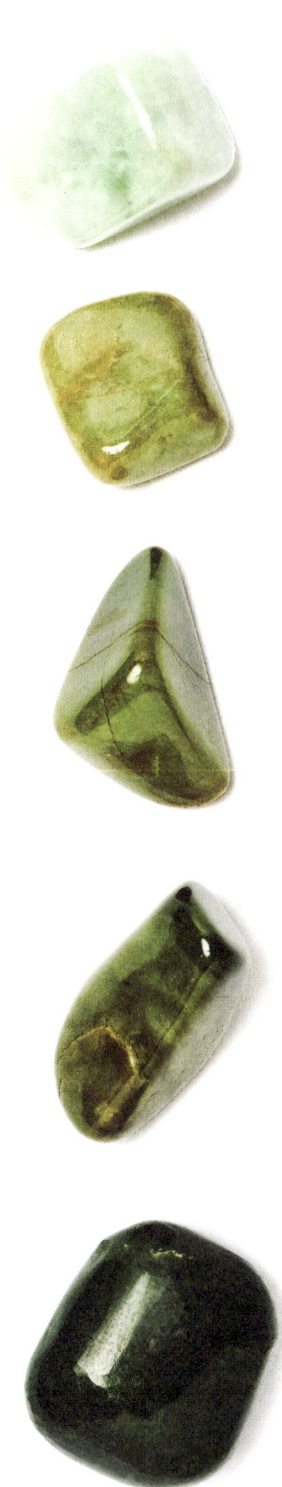

ROSA TURMALIN

Liebe + Trost + Weibliche Energie

 Farbe: Rosa bis Pink

 Chakra: Herz

 Vorkommen: Brasilien, Mosambik, Nigeria

Warum er magisch ist: Rosa Turmalin hat die Schwingung bedingungsloser Liebe. Er ist ein sanfter, nährender Heilstein, der in Zeiten der Erprobung und der Übergänge emotionale Unterstützung bietet. Dieses Mineral öffnet Sie für alle Arten der Liebe – Selbstliebe, romantische, platonische oder familiäre Liebe –, erlaubt Ihnen, Freude an dem Prozess zu finden und Verletzlichkeit eher zu genießen als zu fürchten. Dieser zarte Stein steigert Mitgefühl und Empathie mit sich und anderen. Er zieht auch Liebe an und schafft eine Atmosphäre von Frieden und Freude. Rosa Turmalin lindert Ängste und Depression.

Wissenswert: Turmalin bezeichnet eine ganze Familie von Mineralien. Der Farbton des rosa Turmalins entsteht durch die Einwirkung natürlicher Strahlung.

ANWENDUNGEN:

 Persönlich: Auf das Herzchakra gelegt, spendet rosa Turmalin viel Energie der Liebe.

 Zuhause: Sorgt für ein Umfeld mitfühlender Kommunikation.

  Arbeit: Unterstützt das Erlernen einer neuen Aufgabe oder Fertigkeit.

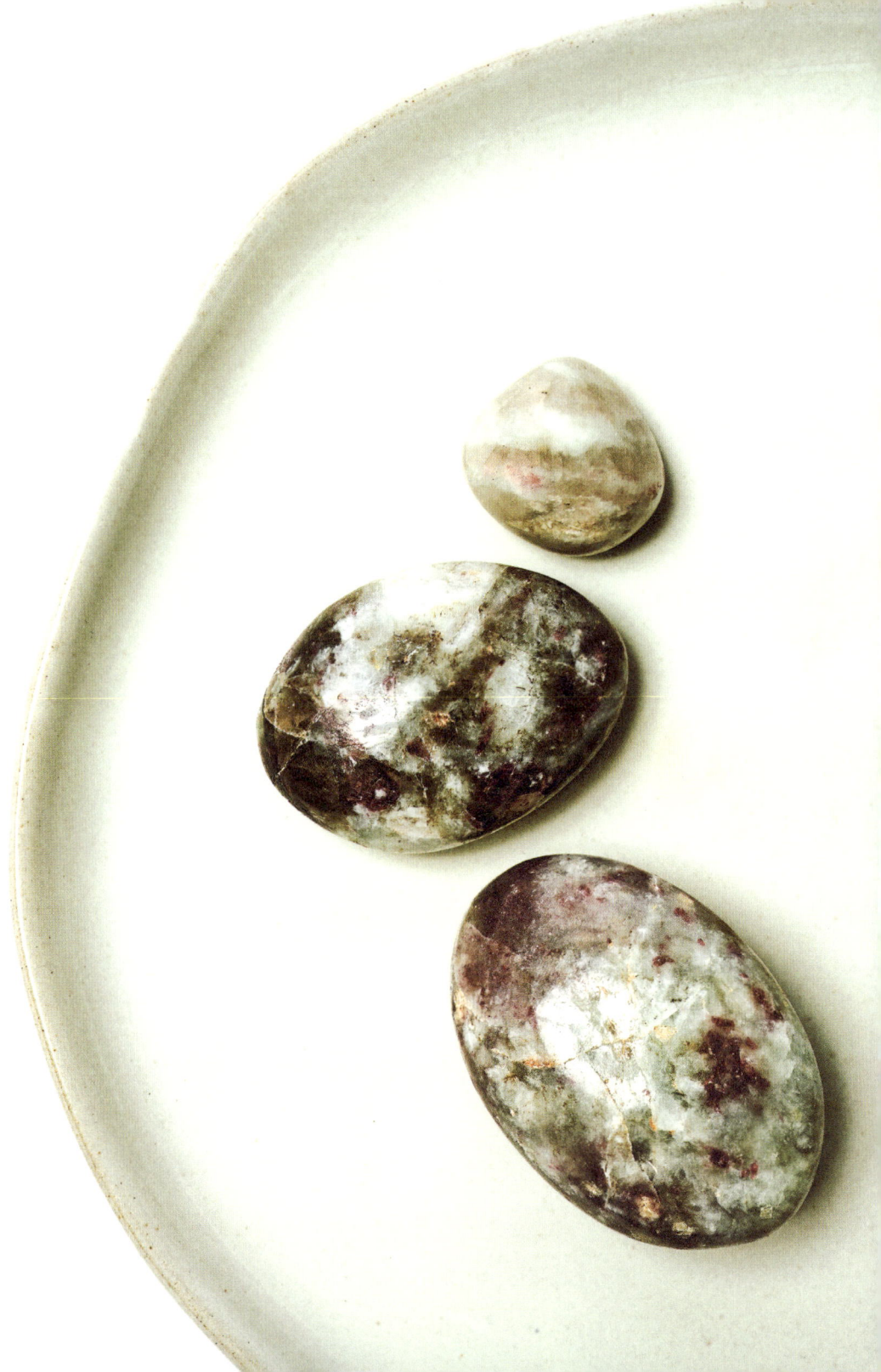

PREHNIT

Selbstvertrauen + Ruhe + Erkenntnis

 Farbe: Grün

 Chakra: Herz + Solarplexus

 Vorkommen: Australien, Südafrika

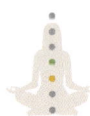

Warum er magisch ist: Prehnit gibt der Selbstachtung sanft, aber kraftvoll Aufschwung. Bei Mangel an Selbstwertgefühl erhöht Prehnit das Selbstvertrauen und ermöglicht Ihnen, sich auszudrücken und Nein zu sagen, wenn jemand zu viel fordert. Er gilt als prophetischer Stein, der Bereitschaft und Akzeptanz für alles schenkt, was kommt. Er wirkt auch stark beruhigend, bringt die Energie ins Gleichgewicht und schafft einen heiligen Raum. Prehnit lässt Sie Muster und Verhaltensweisen erkennen, die Ihr Potenzial an der Entfaltung gehindert haben, und lässt Sie loslassen, was nicht länger dienlich ist. Er fördert auch die Verbundenheit und Liebe zur Natur. Heiler glauben, dass er den Verdauungsapparat entgiftet und damit verbundene Störungen lindert.

Wissenswert: Prehnit ist ein Stein, der sich aus Aluminium und Kalzium gebildet hat. Er ist nach dem niederländischen Colonel Hendrik von Prehn benannt, der ihn erstmals 1783 aus Südafrika mitbrachte.

ANWENDUNGEN:

 Persönlich: Meditieren Sie mit Prehnit, um Ihren spirituellen Weg des Wachstums zu »sehen«.

 Zuhause: Nutzen Sie ihn zum Frühjahrsputz – er hilft Ihnen, Chaos zu beseitigen und nur das zu behalten, was Sie gebrauchen können.

 Arbeit: Hilft einen unorganisierten Arbeitsplatz zu ordnen und fördert das Fließen positiver Energien.

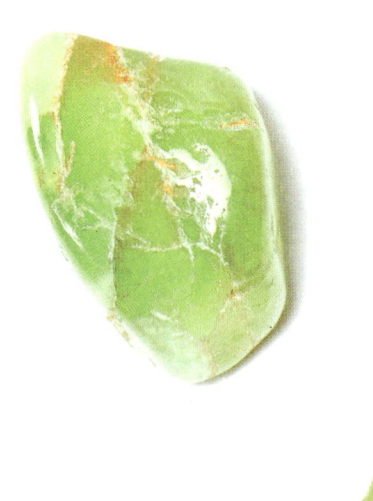
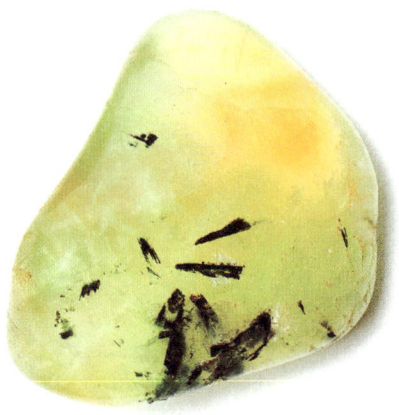
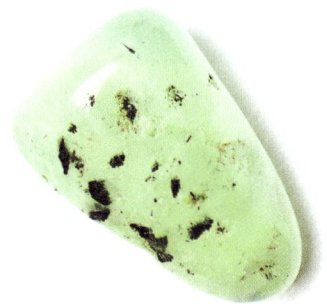
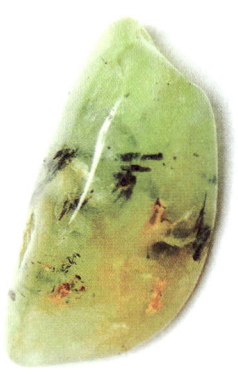

RHODOCHROSIT

Mitgefühl **+** Positivität **+** Liebe

 Farbe: Pink

 Chakra: Herz + Solarplexus

 Vorkommen: Argentinien, Rumänien, USA

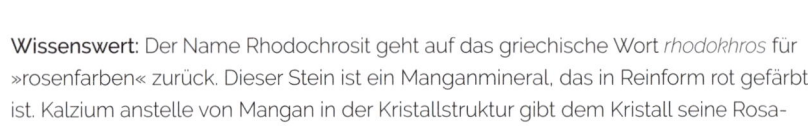

Warum er magisch ist: Rhodochrosit strahlt starke Liebe aus. Dieser rosa Stein ist ein kraftvoller emotionaler Heiler, vor allem, wenn man sich ungeliebt fühlt oder an geringem Selbstwertgefühl leidet. Wenn Sie in der Kindheit ein Trauma erlitten oder sexuellen Missbrauch erfahren haben, kann Rhodochrosit helfen, abgespaltenen Gefühlen ins Auge zu sehen, sie zu klären und den Weg zu ungetrübtem Glück frei zu machen. Er heilt auch Herzschmerz aller Art, mäßigt Eifersucht und stärkt Liebe und Akzeptanz. Seine Energien sind dynamisch, inspirieren Selbstliebe, Verspieltheit, Offenheit für Verletzlichkeit und Innigkeit zwischen Liebenden. Der Stein ist ein großer Lehrer des Herzens. Heilern zufolge kann er Atembeschwerden einschließlich Asthma lindern.

Wissenswert: Der Name Rhodochrosit geht auf das griechische Wort *rhodokhros* für »rosenfarben« zurück. Dieser Stein ist ein Manganmineral, das in Reinform rot gefärbt ist. Kalzium anstelle von Mangan in der Kristallstruktur gibt dem Kristall seine Rosafärbung, in der er am häufigsten auftritt.

ANWENDUNGEN:

 Persönlich: Wenn Sie sich im Bereich der Liebe erschöpft fühlen, sollten Sie Rhodochrosit in Ihrer Nähe aufbewahren.

 Zuhause: Erfüllt Ihr Zuhause mit Frieden und einer positiven Atmosphäre.

 Arbeit: Fördert Freundschaft mit Mitarbeitern und Kollegen.

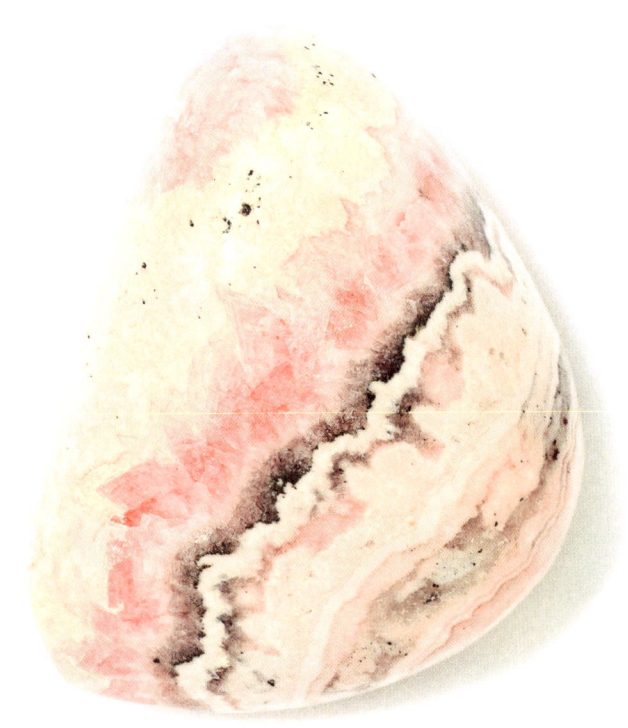

PERIDOT

Schutz ✦ Frieden ✦ Wohlstand

 Farbe: Grün

 Chakra: Herz

 Vorkommen: Myanmar, Pakistan, USA

Warum er magisch ist: Peridot ist ein sanfter Katalysator für persönliches Wachstum. Er befreit von destruktiven Mustern und ermöglicht es, negative Gefühle loszulassen, um Raum für persönliche und emotionale Weiterentwicklung zu schaffen. Besonders unterstützt er die natürlichen Lebenszyklen und erleichtert die Akzeptanz von Übergängen. Er fördert Unabhängigkeit und Eigenverantwortung sowie, als Herz öffnendes Mineral, die Treue. Er verströmt starke Schwingungen des Friedens und wirkt als Schutzschild. Peridot löst verletzte Gefühle auf und mildert Schuldgefühle und Eifersucht. Er ist ein Stein, der Wohlstand anzieht. Heiler behandeln mit ihm Störungen des Drüsensystems und steigern die Gesundheit und Vitalität des ganzen Körpers.

Wissenswert: Peridot entsteht als einer von wenigen Edelsteinen im Erdmantel. Er bildet sich unter der Kruste in Magma und wird in den Gesteinen an die Erdoberfläche transportiert. Die Intensität seines Grüntons hängt von der Menge des enthaltenen Eisens ab.

ANWENDUNGEN:

 Persönlich: Legen Sie ihn auf das Herzchakra, um negative Gefühle im Hinblick auf eine Beziehung loszulassen und mehr Freude zu empfinden.

 Zuhause: Sorgt für eine harmonische Atmosphäre und verbessert eine Beziehung, wenn Sie in einer Partnerschaft leben.

  Arbeit: Verringert Stress und mehrt Wohlstand.

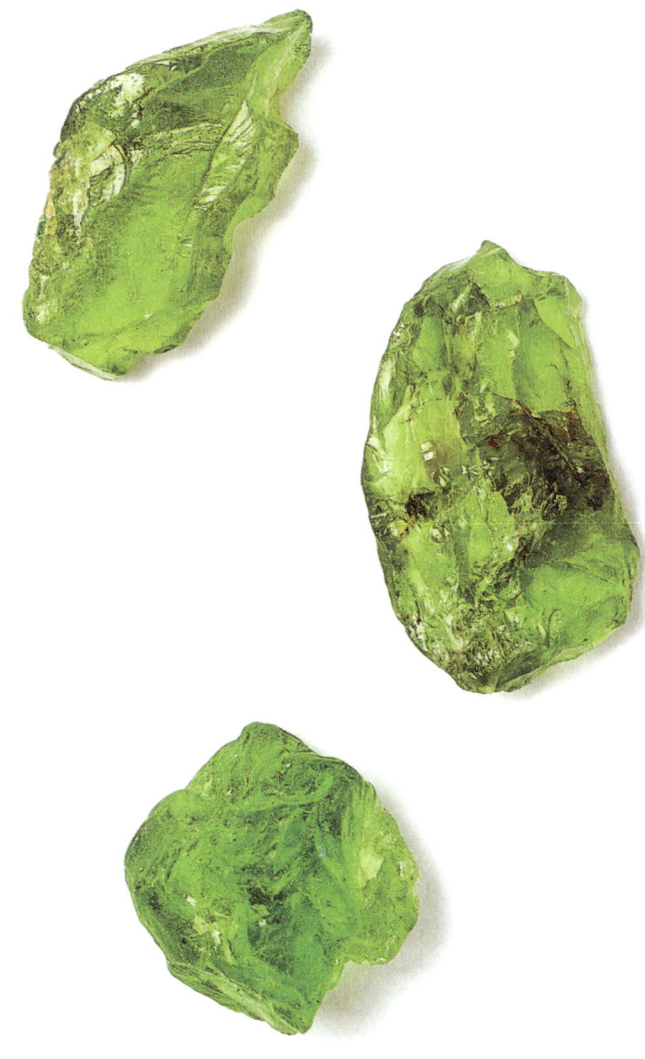

VARISCIT

Mut **+** Unbeschwertheit **+** Mitgefühl

 Farbe: Grün

 Chakra: Herz + Solarplexus

 Vorkommen: Australien, Deutschland, USA

Warum er magisch ist: Variscit ist ein friedlicher, unbeschwerter Stein. Dieses hellgrüne Mineral kann den Geist beruhigen und dem Körper Energie schenken. Er bessert die Stimmung ernster Menschen, indem er schwere Energie lindert. Besonders nützt er jenen, die sich in ungewohnten sozialen Situationen unwohl fühlen oder eine Aversion gegen das Netzwerken haben, indem er Ängste verringert und die Kontaktaufnahme erleichtert. Variscit öffnet das Herzchakra und erfüllt es mit heilender Liebe und Unterstützung. Er enthält die heiligen Schwingungen der Natur und lädt dazu ein, ihre Schönheit wertzuschätzen. Heilern zufolge bringt er Ruhe und Gleichgewicht ins Nervensystem.

Wissenswert: Variscit ist ein wasserhaltiges Aluminiumphosphat, dessen Grün durch Chromeinschlüsse entsteht. Sein Name leitet sich von *Variscia* ab, dem lateinischen Namen des Vogtlands in Deutschland, wo er erstmals beschrieben wurde.

ANWENDUNGEN:

 Persönlich: Meditieren Sie mit Variscit, um das Geplapper des Geistes zu beruhigen und sich mit der Erdenergie dieses Kristalls zu erden.

 Zuhause: Kann helfen, eine gemeinsame Ebene zu finden und sich mit neuen oder schwierigen Mitbewohnern besser zu verstehen.

  Arbeit: Nutzen Sie ihn als Sorgenstein, um Nervosität in Bezug auf ein bestimmtes Projekt oder eine Präsentation zu verringern.

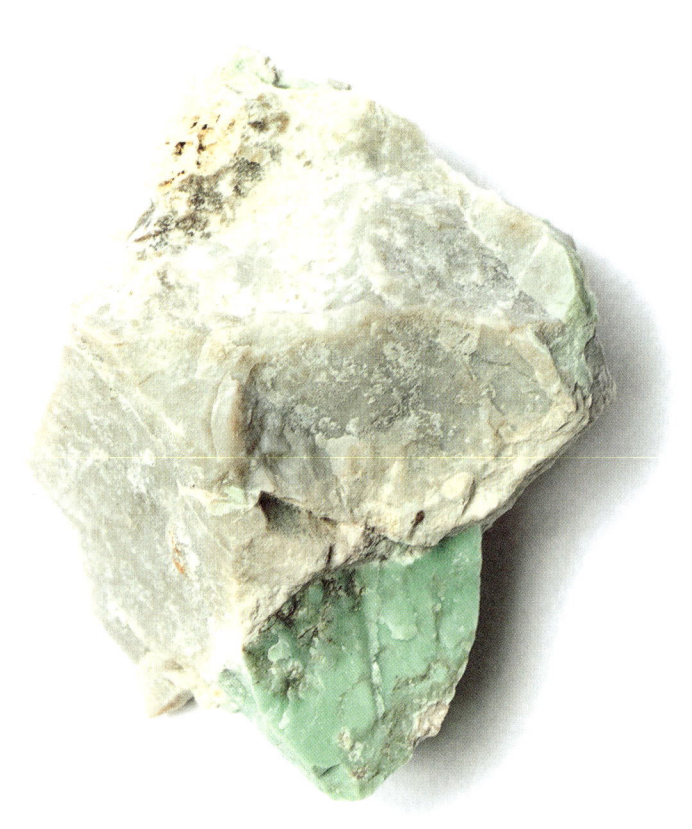

BERNSTEIN

Glück ✦ Schutz ✦ Wohlstand

 Farbe: Orange

 Chakra: Solarplexus

 Vorkommen: Ostsee, Mexiko, USA

Warum er magisch ist: Bernstein schenkt ein sonniges Gemüt, indem er negative Energien in positive verwandelt. Dieser Stein spendet Wärme und Behaglichkeit, steigert das Selbstwertgefühl und lockt Ihr inneres Leuchten hervor – vielleicht ist er deshalb dafür bekannt, Liebe anzuziehen. Das alte Harz wirkt tröstend, baut Ängste ab und erzeugt einen energetischen Schutzschild, der ein Gefühl von Sicherheit gibt. Bernstein wird oft Stein des Mutes genannt, denn er bringt Sie dazu, die nötigen Schritte zu unternehmen, um Ihr Potenzial zu verwirklichen. Als sanfter Heiler bringt er die Körpersysteme ins Gleichgewicht und reinigt sie. Er soll auch entzündungshemmend wirken.

Wissenswert: Bernstein ist versteinertes Baumharz und kann Insekten oder Pflanzenteile enthalten. Der älteste bekannte Bernstein ist 320 Millionen Jahre alt.

ANWENDUNGEN:

 Persönlich: Das Tragen von Bernstein baut Ängste ab und zieht Liebesenergie an, wenn Sie auf Partnersuche sind.

 Zuhause: Verbessert die Harmonie und schützt vor negativer Energie von außen.

  Arbeit: Fördert die Kooperation und die kongeniale Kommunikation.

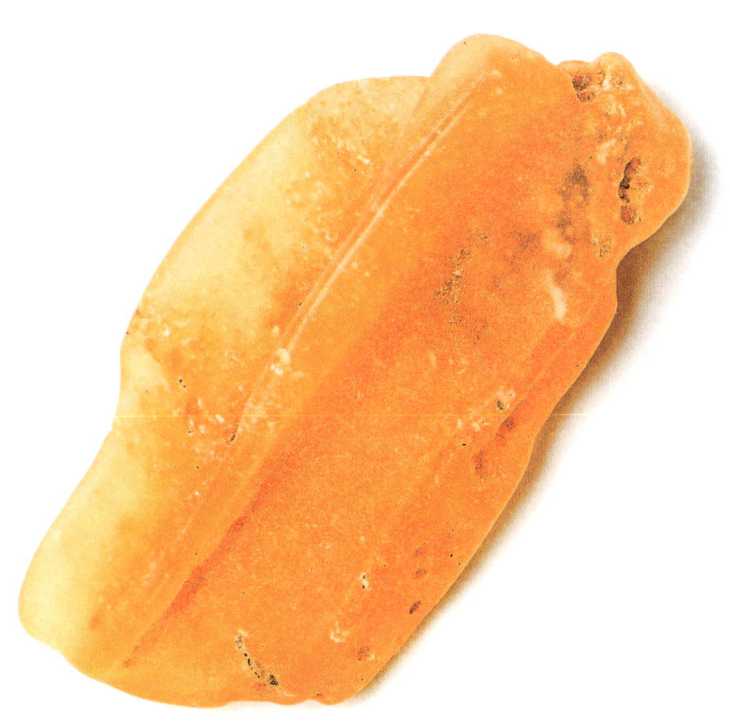

GELBER JASPIS

Stabilität **+** Schutz **+** Positivität

 Farbe: Gelb + Braun

 Chakra: Solarplexus + Wurzel

 Vorkommen: Madagaskar, USA

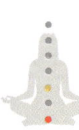

Warum er magisch ist: Gelber Jaspis ist erdend und erhebend zugleich. Dieser senffarbene Stein baut auf, indem er in schwierigen Zeiten innere Stärke, Entschlossenheit und Optimismus schenkt. Er lenkt Negativität ab und schützt auf Reisen. Seine positive, fürsorgliche Energie nährt Hoffnung und inspiriert zu einer optimistischen Perspektive. Er zieht Freundschaften an und baut sie auf, und er fördert Gemeinschaft. Gelber Jaspis kann Sie auch durch komplizierte Gefühle zu einem wahrhaft positiven Ergebnis führen. Er hat die starke Schwingung der Erdenergie, wodurch er stark stabilisierend und stützend wirkt. Heiler glauben, dass er den Körper energetisiert, das allgemeine Wohlbefinden bessert und Übelkeit und andere Verdauungsprobleme lindert.

Wissenswert: Die senfgelbe Farbe des Jaspis entsteht durch einen hohen Eisenanteil.

ANWENDUNGEN:

 Persönlich: Legen Sie gelben Jaspis auf Ihr Wurzelchakra, um ein Gefühl des Geerdetseins zu verstärken.

 Zuhause: Sorgt für eine fürsorgliche Atmosphäre, vor allem in stürmischen Zeiten.

 Arbeit: Verringert Rivalität zwischen Kollegen.

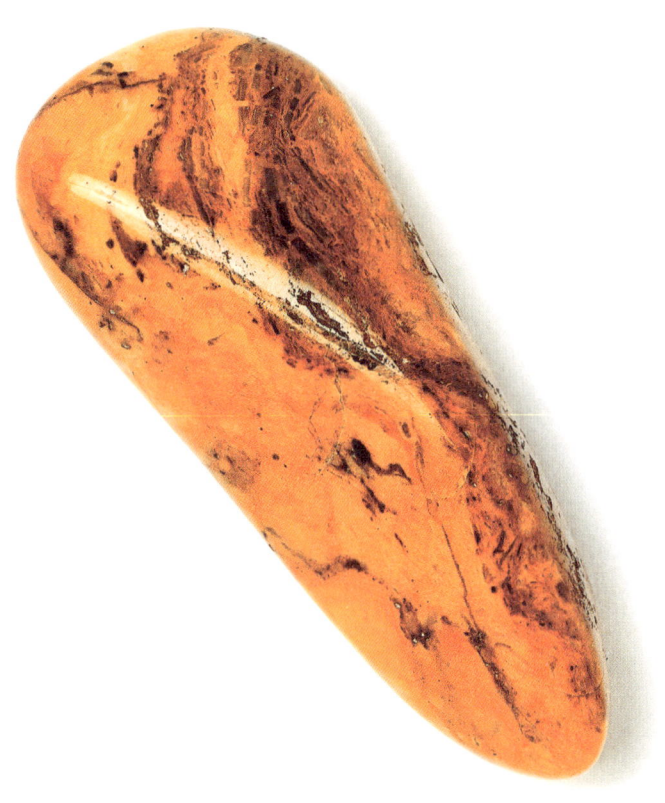

HÄMATIT

Erdung **+** Zentrierung **+** Stabilisierung

 Farbe: Schwarz + Silber + Rötlich braun

 Chakra: Sakrum + Wurzel

 Vorkommen: Brasilien, England, Italien

Warum er magisch ist: Hämatit zählt zu den am stärksten erdenden Steinen überhaupt. Wenn Sie sich überfordert oder wider alle Vernunft ängstlich fühlen, gibt es keinen besseren Stein. Er absorbiert Negativität (reinigen Sie ihn daher regelmäßig) und unterstützt die Selbstkontrolle. Aufgrund seiner Fähigkeit, Sorgen zu zerstreuen, gilt er als Anti-Stress-Stein oder auch als der Stein der Anwälte, weil er besonders jenen hilft, die in Rechtsfragen Gerechtigkeit suchen. Die zentrierenden Energien des Hämatits verbessern die Konzentration und die geistige Klarheit und gleichen die Chakren aus. Er soll bei Problemen mit dem Blut helfen, etwa hohen Blutdruck senken, Anämie bekämpfen sowie starke Monatsblutungen lindern.

Wissenswert: Der Name Hämatit leitet sich vom griechischen Wort für Blut, *haima*, ab und verweist auf die rötliche Strichfarbe mancher Varietäten. Er zählt zu den häufigsten Mineralien der Erde. Sein Magnetismus verstärkt sich durch Erhitzen.

ANWENDUNGEN:

 Persönlich: In Ihrer Hosentasche aufbewahrt erdet der Stein Sie bei Überforderung.

 Zuhause: Erhält in einem Haushalt das Gleichgewicht.

 Arbeit: Tragen Sie ihn bei sich, wenn Sie mit Verträgen oder anderen juristischen Dingen zu tun haben.

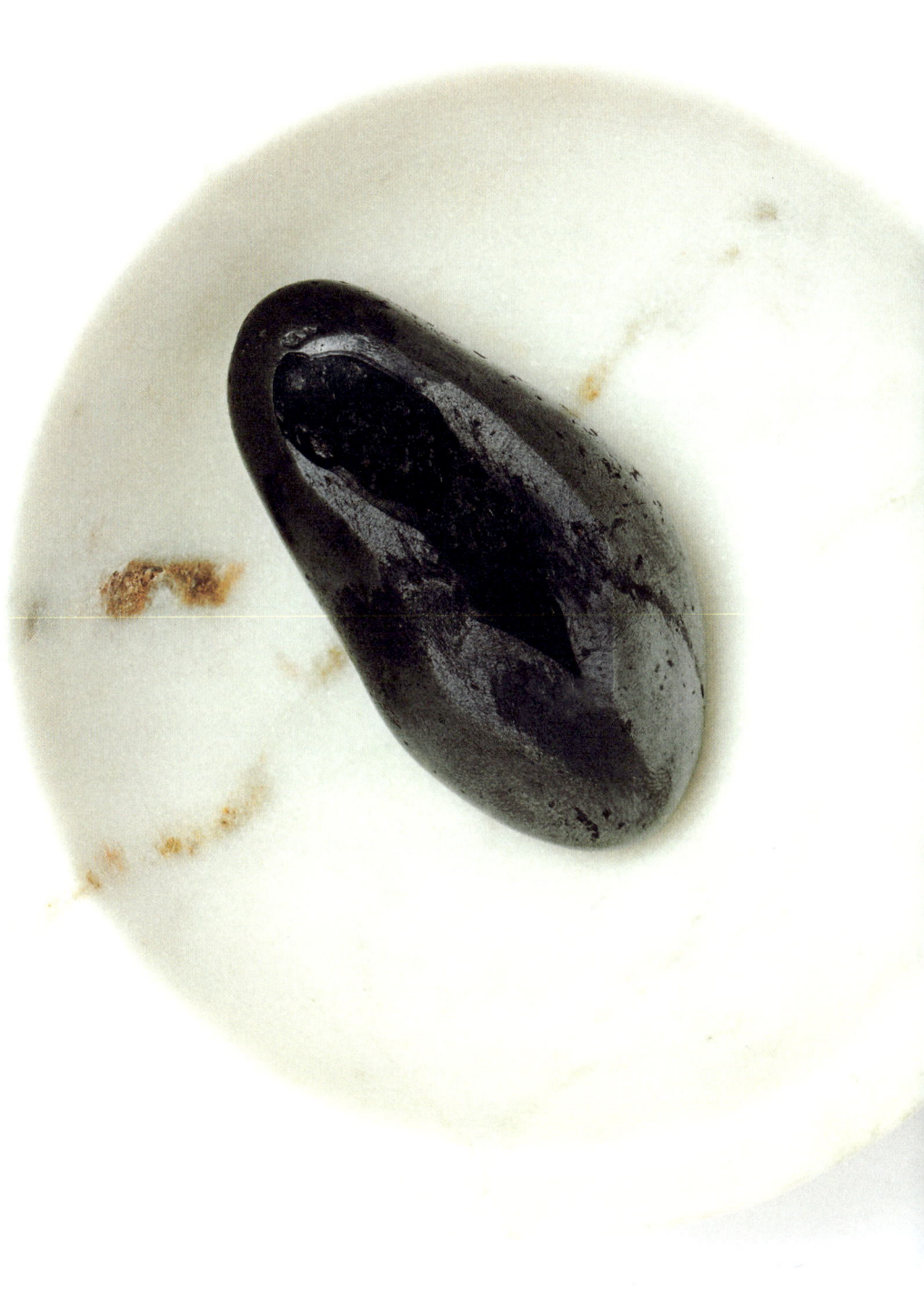

GOLDTOPAS

Wiederaufladen ✦ Charisma ✦ Manifestation

 Farbe: Gelb

 Chakra: Solarplexus

 Vorkommen: Brasilien, Deutschland, Russland

Warum er magisch ist: Goldtopas verjüngt und inspiriert. Er erhöht die Energie und ist ein Stein der Anziehung, der vorteilhafte Beziehungen und Gelegenheiten bringt, solange sich Ihre Wünsche auf ein höheres Wohl richten. Doch auch wenn er Glück bringt – Erfolg, Ruhm oder Reichtum –, sorgt er dafür, dass Sie Ihre Prinzipien und Ideale nicht aus den Augen verlieren. Mit seiner sanften Energie fördert er Offenherzigkeit und Großzügigkeit. Goldtopas regt die Kreativität an und gibt ein Gefühl von Überfluss. Er soll auch dem Körper neue Energie schenken und Erschöpfung und Müdigkeit verringern.

Wissenswert: Im alten Ägypten glaubte man, Topas enthalte den Glanz des Sonnengottes Ra. Die Ägypter nutzten ihn als Stein, der Schutz und Sicherheit gewährt.

ANWENDUNGEN:

 Persönlich: Meditieren Sie mit Goldtopas, um Ihren Optimismus zu steigern.

 Zuhause: Bietet Schutz und erfüllt die Umgebung mit warmer Energie.

 Arbeit: Bringt Wohlstand durch Arbeit und verhindert, dass andere Sie um Ihren Erfolg beneiden.

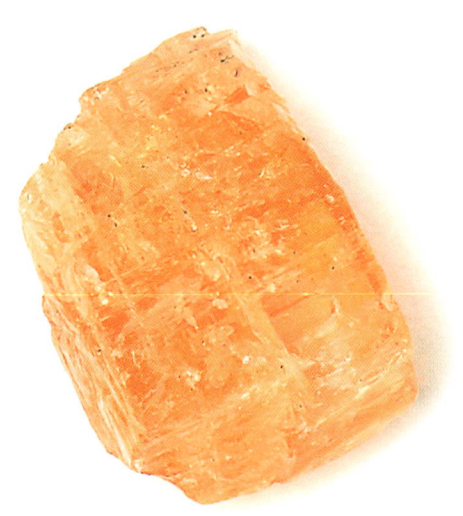

TIGERAUGE

Schutz + Wohlstand + Gleichgewicht

 Farbe: Braun + Gold

 Chakra: Solarplexus + Sakrum + Wurzel

 Vorkommen: Südafrika, Thailand

Warum er magisch ist: Das Tigerauge bringt heilendes Gleichgewicht. Dieser Stein trägt in sich die Energie der Sonne (seine goldene Farbe) und der Erde (sein sattes Braun). Er vereint damit männliche und weibliche Energie und wirkt ausgleichend auf das Yin und Yang. Er schenkt Energie, wenn Sie erschöpft sind, und Ruhe, wenn Sie überdreht sind. Er stabilisiert die Gefühle und erdet. Im Altertum diente er als Schutz gegen den bösen Blick und auch heute noch wehrt er wie ein Schild negative Energie oder physische oder emotionale Angriffe ab. Als Glücksstein zieht er Wohlstand an und hilft bei der Arbeit mit Geld oder bei finanziellen Entscheidungen. Tigerauge gleicht die Systeme des Körpers aus und optimiert Gesundheit und Wohlbefinden.

Wissenswert: Tigerauge entsteht, wenn Quarz sich über Krokydolith bildet und seine faserigen Kristalle auflöst. Dabei bildet er den mehrlagigen Katzenaugeneffekt aus. Die braune Farbe geht auf Eisenoxide und Hydroxide des Krokydoliths zurück.

ANWENDUNGEN:

 Persönlich: Tigerauge in der Tasche verringert Stimmungsschwankungen.

 Zuhause: Sorgt für ein ausgeglichenes Zuhause in Zeiten des Übergangs.

  Arbeit: Zieht neue Geschäfte an und hilft beim Umgang mit Finanzen.

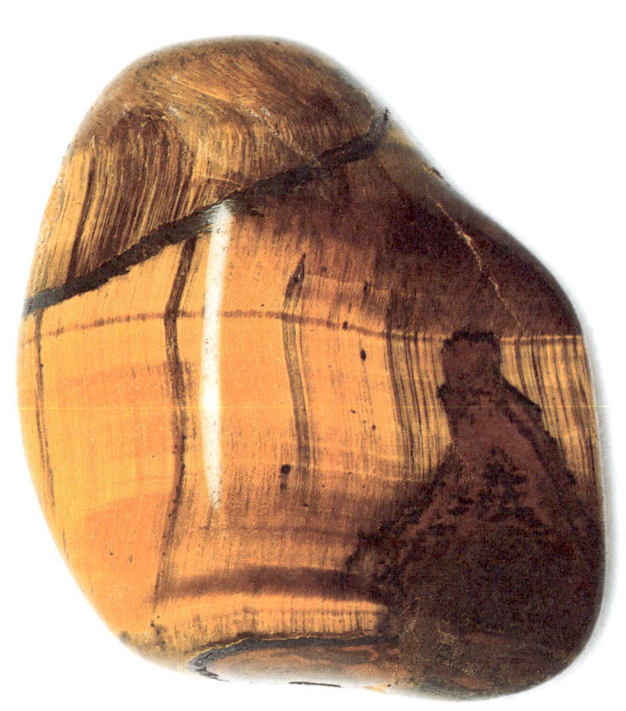

PYRIT

Männliche Energie + Befähigung + Schutz

 Farbe: Metallisch

 Chakra: Solarplexus + Sakrum

 Vorkommen: Peru, Spanien, USA

Warum er magisch ist: Pyrit schützt und bringt zugleich voran. Er schirmt gegen negative Energie ab und inspiriert Sie, Ihr volles Potenzial zu erkennen und darauf hinzuarbeiten, es zu erreichen. Es macht den Weg frei, um Erfolg und Wohlstand anzuziehen, und ist bekannt dafür, auch die Willenskraft zu stärken. Pyrit ist ein Mineral, das Macht gibt, Yang (die männliche Energie) stärkt, Vertrauen schafft und neu belebt. Es strahlt generelle Positivität aus und wirkt gleichzeitig tief erdend – es kann chaotische oder konfuse Gedanken in Konzentriertheit und Apathie in Antrieb verwandeln. Er hat eine stark ermutigende und aufmunternde Energie. Heiler glauben, dass seine schützenden Eigenschaften Erkältungen, Grippe und andere ansteckende Krankheiten abwehren können.

Wissenswert: Der Name Pyrit wurzelt in dem griechischen Wort *pry* für »Feuer«, eine Anspielung auf seine Eigenschaft, Funken zu sprühen, wenn er gegen Stein oder Stahl geschlagen wird. Wegen seines Glanzes wird er auch Narrengold genannt.

ANWENDUNGEN:

 Persönlich: Halten Sie am Ende Ihrer Meditation ein Stück Pyrit in der Hand, damit sich die Energie in Ihrem Körper setzen kann.

 Zuhause: Hilft, die Energie in einem chaotischen Haushalt zu zentrieren.

 Arbeit: Energetisiert den Arbeitsplatz und regt neue Ideen und Lösungen an.

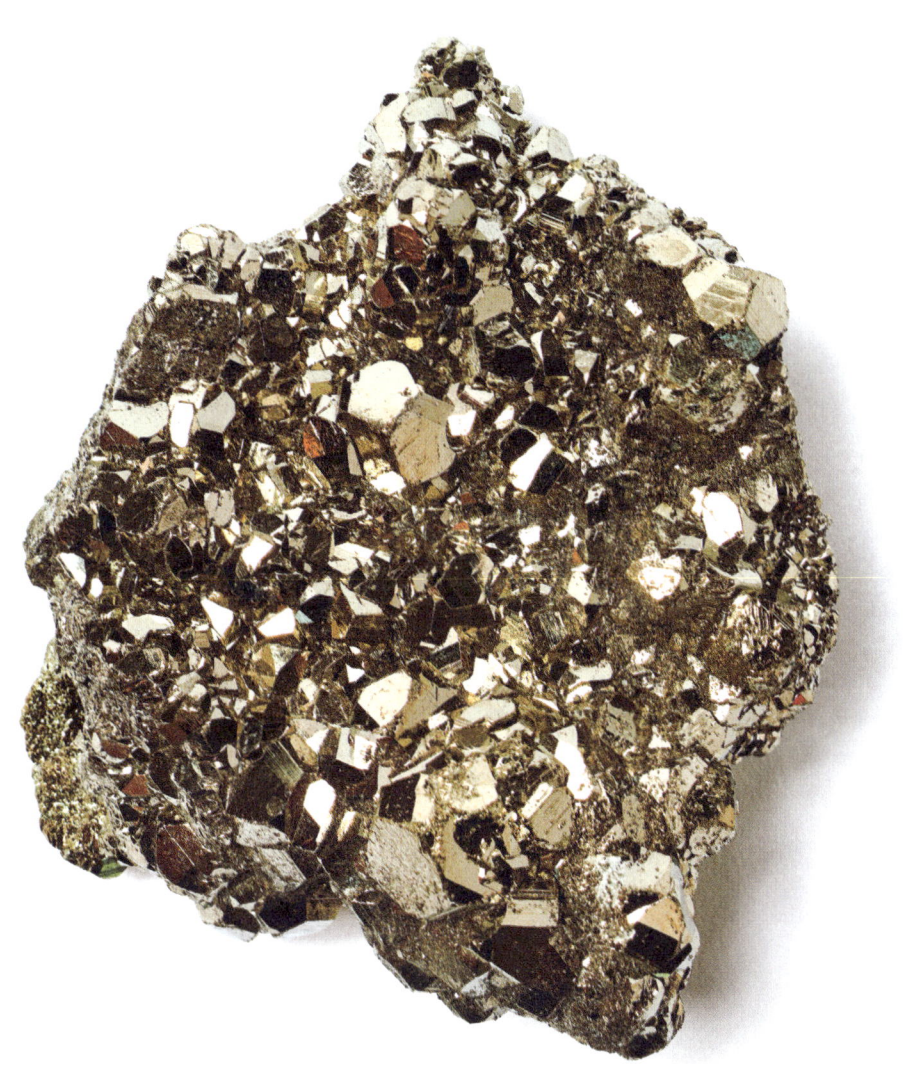

RAUCHQUARZ

Verankerung + Pragmatismus + Positivität

 Farbe: Grau + Braun

 Chakra: Solarplexus + Wurzel + Erde

 Vorkommen: Brasilien, Madagaskar

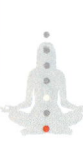

Warum er magisch ist: Rauchquarz ist ein Anti-Depressivum in Kristallform. Er lindert Ängste und Stress und beruhigt sanft, wandelt negative Energie um und fördert Optimismus. Der erdverbundene Stein wirkt stark zentrierend und verbessert die Konzentration während der Meditation. Rauchquarz kann verjüngen, indem er die Positivität vermehrt und so einen Energieschub bewirkt. Er löst alte emotionale Blockaden auf und zeigt, wie Sie Ihre Ziele und Wünsche erreichen. Weil er die Angst vor dem Scheitern absorbiert, lässt er Sie ungehindert einen Sprung nach vorn wagen. Heiler beruhigen mit Rauchquarz das Nervensystem und lindern Kopfschmerzen. Der Stein soll auch vor Alpträumen schützen.

Wissenswert: Die Grautöne von Rauchquarz entstehen durch die Aktivierung von Aluminiumverunreinigungen, die bei natürlicher Strahlung ihre Farbe ändern.

ANWENDUNGEN:

 Persönlich: Wenn Sie sich überfordert oder konfus fühlen, halten Sie Rauchquarz während der Meditation in der Hand, um sich tief zu erden.

 Zuhause: Legen Sie den Stein auf den Nachttisch, um alltäglichen Stress und Negativität zu verringern, während Sie schlafen.

 Arbeit: Neben dem Computer oder dem Telefon absorbiert er elektromagnetische Strahlung.

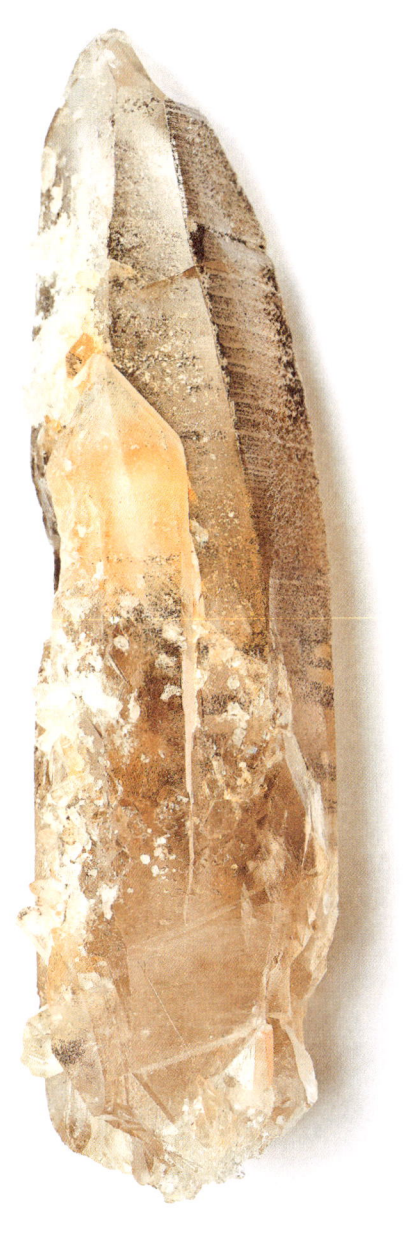

MOOKAIT

Flexibilität **+** Vitalität **+** Schutz

 Farbe: Gelb + Braun + Rot + Beige

 Chakra: Solarplexus + Sakrum + Wurzel

 Vorkommen: Australien

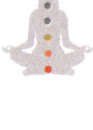

Warum er magisch ist: Mookait ist ein Motivationstrainer in Kristallform. Dieser erdige Stein stärkt das Vertrauen, lässt Sie Ihr volles Potenzial erkennen und seine Verwirklichung anstreben. Er weckt den Wunsch, Neues auszuprobieren und Routine zu durchbrechen und hilft Ihnen, sich voller Zuversicht in unvertrautem Gelände zu bewegen. Wenn Sie im Alltagstrott feststecken oder festgefahrene Vorstellungen oder Verhaltensmuster haben, die nicht mehr dienlich sind, kann Mookait helfen, diese aufzulösen, indem er angstfreie Flexibilität fördert. Der Stein der Stärke und Vitalität erdet und schützt und erzeugt einen Energieschild, der Sicherheit und Fürsorge gewährt. Mookait wirkt stark ausgleichend, fördert die Gesundheit und stärkt Heilern zufolge das Immunsystem.

Wissenswert: Mookait ist der lokale Name für diesen speziellen Radiolarit (einen Stein, der mineralreiche Rückstände mikroskopischer Protozoen enthält) aus mikrokristallinem Quarz mit Opalanteilen aus dem Fluss Mooka in Australien. In der Sprache der Aborigines bedeutet *Mooka* »fließendes Wasser«.

ANWENDUNGEN:

 Persönlich: Ein Mookait in Ihrer Tasche verringert Ängste, wenn Sie etwas ausprobieren, das außerhalb Ihrer Komfortzone liegt.

 Zuhause: Bringt nach einem Umzug oder einer Renovierung Ruhe in das Umfeld.

 Arbeit: Deckt die Ursache für das Aufschieben anstehender Aufgaben auf und erhöht die Motivation.

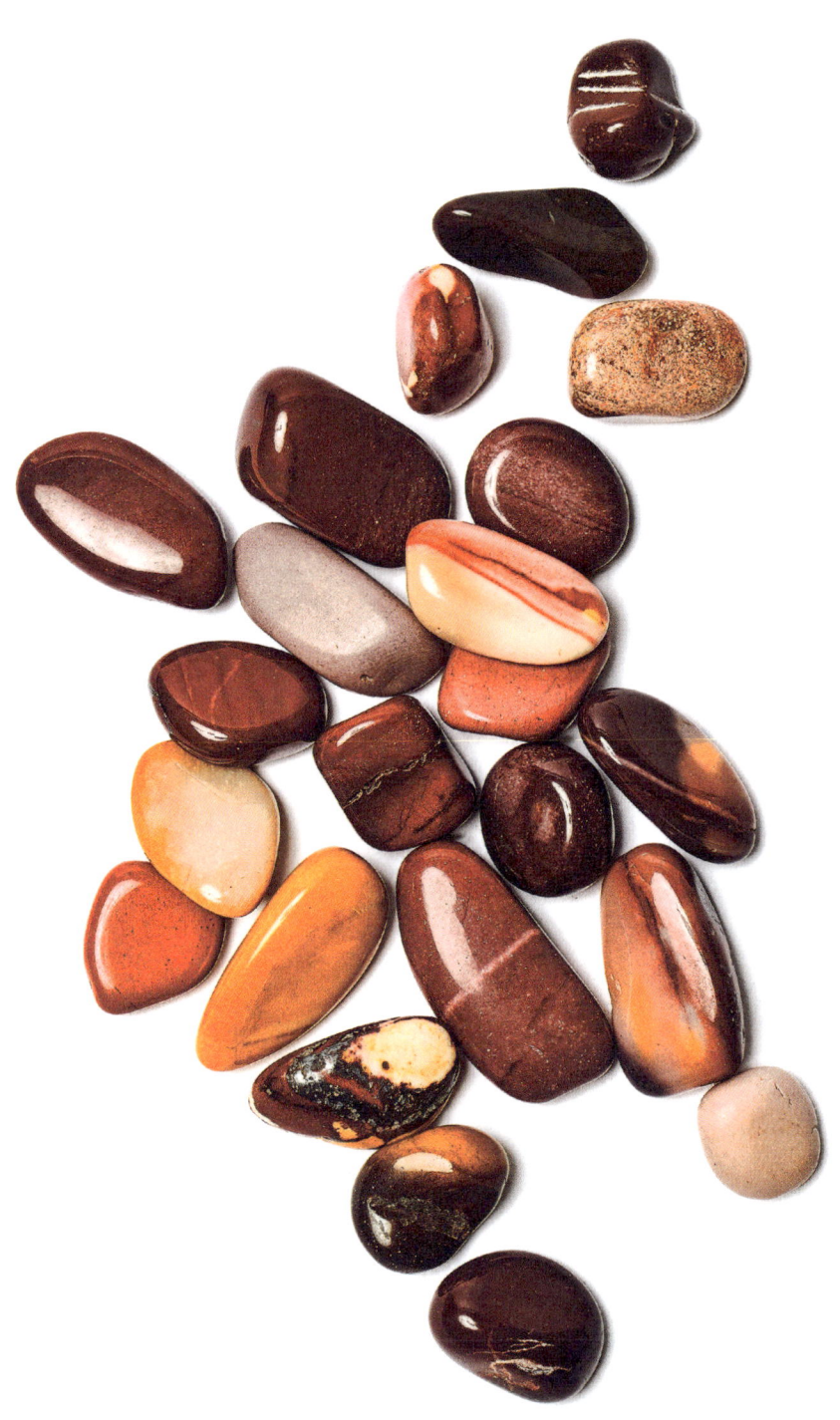

GELBER CALCIT

Selbstvertrauen + Optimismus + Klärung

 Farbe: Gelb

 Chakra: Solarplexus + Sakrum

 Vorkommen: Brasilien, Peru

Warum er magisch ist: Gelber Calcit spendet sowohl Ruhe als auch Energie. Er kann einen Raum von negativer Energie befreien, ebenso wie den Geist von abträglichen Gedanken. Seine sanften, sonnigen Schwingungen schenken Hoffnung und Optimismus, indem sie die Energie von Angst und Sarkasmus transformieren. Gelber Calcit reinigt sanft alte Energie und öffnet den Geist für frische Ideen und Lebensweisen. Der warme Stein fördert auch den Intellekt, denn er steigert die Effizienz und die Lernfähigkeit, indem er das Gedächtnis und die Verarbeitung von Informationen stärkt. Weil er große Ruhe und Offenheit für göttliche Führung schenkt, fördert gelber Calcit die Meditation. Heilern zufolge beruhigt dieser Kristall das Verdauungssystem.

Wissenswert: Calcit ist klares Kalziumcarbonat, das aufgrund von Verunreinigungen viele verschiedene Farben haben kann. Gelber Calcit kann durchscheinend bis opak und von hell- bis zitronengelber Färbung sein.

ANWENDUNGEN:

 Persönlich: Tragen Sie gelben Calcit in einer Tasche bei sich, um eine fröhliche Haltung zu verstärken oder aufrecht zu erhalten.

 Zuhause: Befreit einen Raum von negativer Energie.

  Arbeit: Hilft, Prioritäten auszugleichen, und lässt angesichts von Terminen Ruhe bewahren.

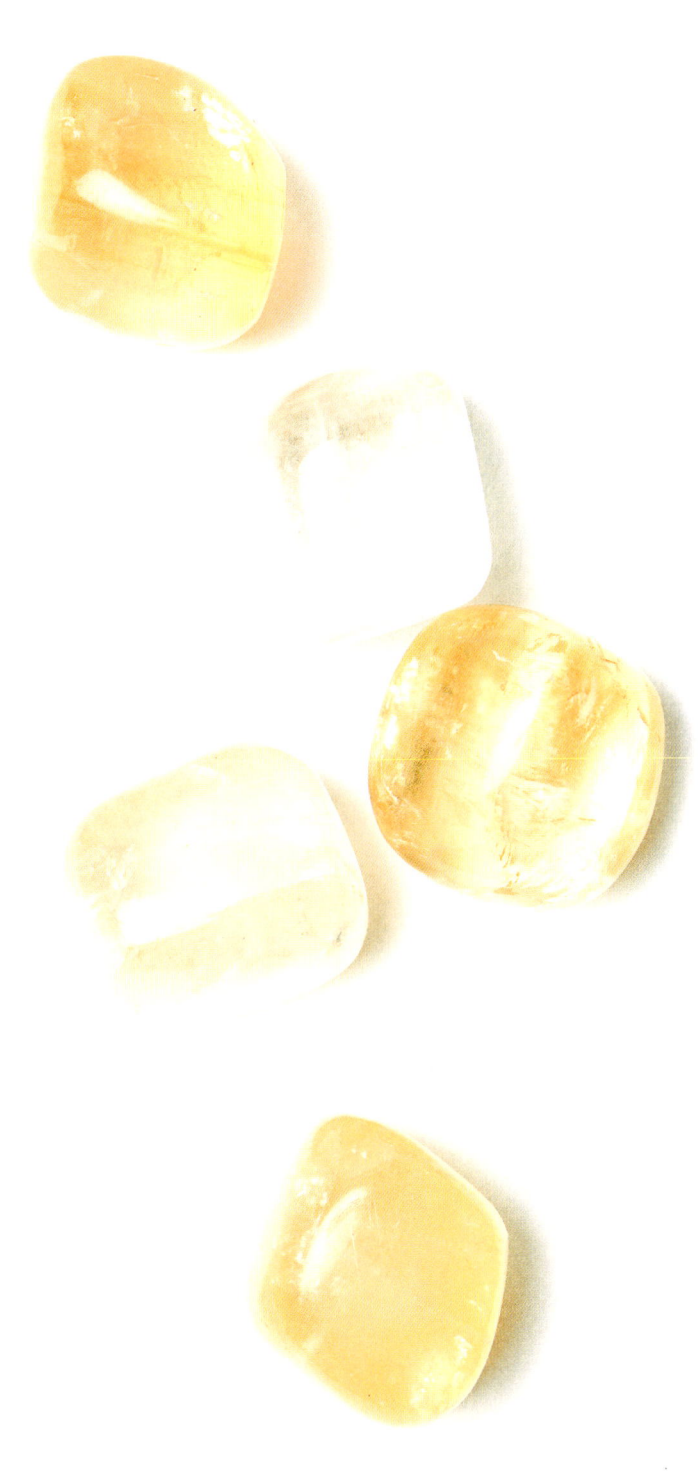

SONNENSTEIN

Wärme **+** Freude **+** Optimismus

 Farbe: Orange

 Chakra: Solarplexus + Sakrum

 Vorkommen: Norwegen, Sibirien, USA

Warum er magisch ist: Sonnenstein wirkt, als halte man ein kleines Stück Sonne in der Hand. Dieses warme, energetisierende Mineral ist ein Antidepressivum. Besonders bei saisonal abhängiger Depression (SAD) bekämpft er Tristesse mit der Kraft der Sonne. Verwenden Sie Sonnenstein, um Negativität durch Optimismus zu ersetzen, die Stimmung zu heben und großzügig zu werden. Er gilt auch als Stein der persönlichen Kraft und ermöglicht es Ihnen, Nein zu sagen, wo es erforderlich ist, und die Verbindung zu einem übermäßig besitzergreifenden Partner oder energieraubenden Freund zu lösen. Wie den Geist energetisiert er auch den Körper und soll Muskel- und Gelenkschmerzen lindern.

Wissenswert: Nach einer nordischen Legende ermittelten die Wikinger mithilfe von Sonnenstein an einem bedeckten Tag oder vor Sonnenauf- und nach Sonnenuntergang den Sonnenstand. Hämatiteinschlüsse verleihen diesem Feldspat seinen Glanz.

ANWENDUNGEN:

 Persönlich: Auf den Solarplexus gelegt wirkt er als Muntermacher.

 Zuhause: Im Winter verleiht er Innenräumen eine sonnige Atmosphäre.

  Arbeit: Inspiriert Führungsqualitäten und ein positives Umfeld.

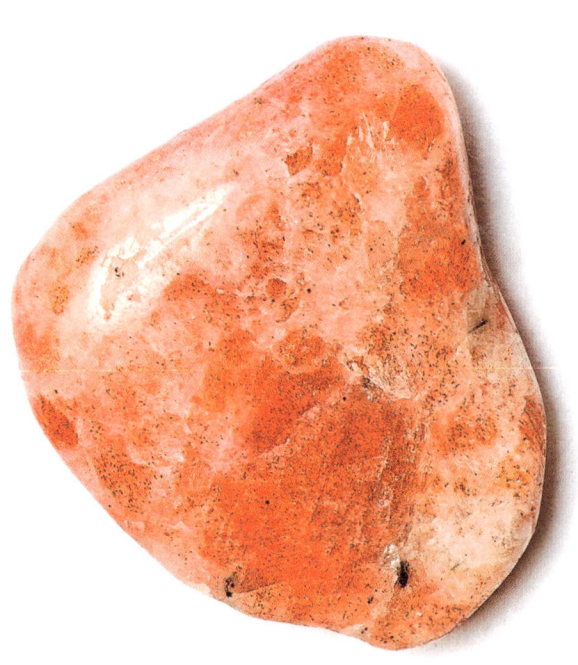

BLUTSTEIN

Reinigung ✦ Schutz ✦ Mut

 Farbe: Dunkelgrün + Rot

 Chakra: Sakrum + Wurzel + Erde + Höhere Erde

 Vorkommen: Brasilien, Indien, Madagaskar

Warum er magisch ist: Blutstein ist ein großer Entgifter – er reinigt den physischen und den emotionalen Körper. Vielleicht aufgrund der Legende über seinen Ursprung (s. unten) gilt er auch als Stein des Mutes und des Opfers. Bei einer bevorstehenden Herausforderung kann er Entschlossenheit und Stärke verleihen. Blutstein wirkt sehr stark erdend, er besitzt aber auch ein mystisches Element, weil er die Welten zusammenführt, sodass sich Ihre spirituelle Suche und Elemente Ihres höheren Selbst in Ihrem Alltag manifestieren können. Dieser Stein bietet auch Schutz und kann bei geistiger, emotionaler oder körperlicher Erschöpfung wunderbar neu beleben. Er steigert die Immunität und ist wohltuend bei allen Beschwerden, die mit dem Blut in Verbindung stehen.

Wissenswert: Der typische Blutstein, auch als Heliotrop bekannt, ist grüner Chalcedon mit roten, durch Eisenoxid verursachten Sprenkeln. Einer Legende zufolge entstand er bei Jesu Kreuzigung, als Tropfen seines Blutes auf grünen Jaspis fielen.

ANWENDUNGEN:

  Persönlich: In schwierigen Zeiten schenkt Ihnen der Blutstein neue Kraft und gibt Zugang zu der Weisheit, die es Ihnen ermöglicht, für sich einzustehen.

 Zuhause: Kann die Energie eines Raumes schützen, neu beleben und erden.

 Arbeit: Seine erdenden und energiespendenden Eigenschaften erhalten die Kreativität aufrecht.

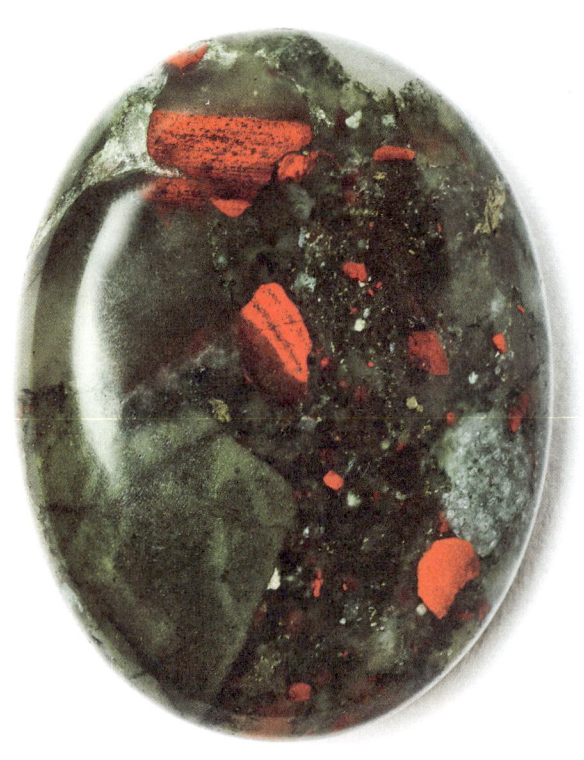

ARAGONIT

Großzügigkeit + Zentrierung + Bewahrend

 Farbe: Orange + Braun

 Chakra: Sakrum + Wurzel

 Vorkommen: Österreich, Marokko, Spanien

Warum er magisch ist: Aragonit unterstützt die tiefe Verbundenheit mit dem Planeten. Er ist erfüllt von Erdenergie, schenkt Wertschätzung gegenüber der Natur sowie den Wunsch, sie zu schützen und ihr zu helfen. Verliert man die Bodenhaftung oder steigert sich in Fantasien hinein, öffnet er die Augen, zeigt die Wahrheit einer Situation oder Beziehung und schenkt Einsicht und Akzeptanz für den Umgang mit ihr. Er kann geistigen »Nebel« lüften und eine Situation erhellen. Er macht geduldig und hilft, Gedanken und Gefühle zu zentrieren. Körperlich und emotional steigert er die Energie. Heilern zufolge beruhigt er das Nervensystem und lindert Ruhelosigkeit, Zuckungen und Krämpfe.

Wissenswert: Aragonit ist ein Kalziumcarbonat. Aufgrund von Sandeinschlüssen ist er braun gefärbt. Erstmals wurde er in Molina de Aragón identifiziert, einer kleinen Gemeinde in Spanien, nach der er benannt ist. Aragonit ist auch in Korallen und in Perlen enthalten und verleiht der Abalone-Muschel ihr Schillern.

ANWENDUNGEN:

 Persönlich: Halten Sie Aragonit in der Hand, bevor Sie meditieren, um erdende Energie in Ihren Körper aufzunehmen.

 Zuhause: Steigert die Achtsamkeit dafür, wie das tägliche Leben die Erde strapaziert, und inspiriert, sich um ihren Schutz zu bemühen.

  Arbeit: Stabilisiert insbesondere dann, wenn Sie sich überfordert fühlen oder an Schlafmangel leiden.

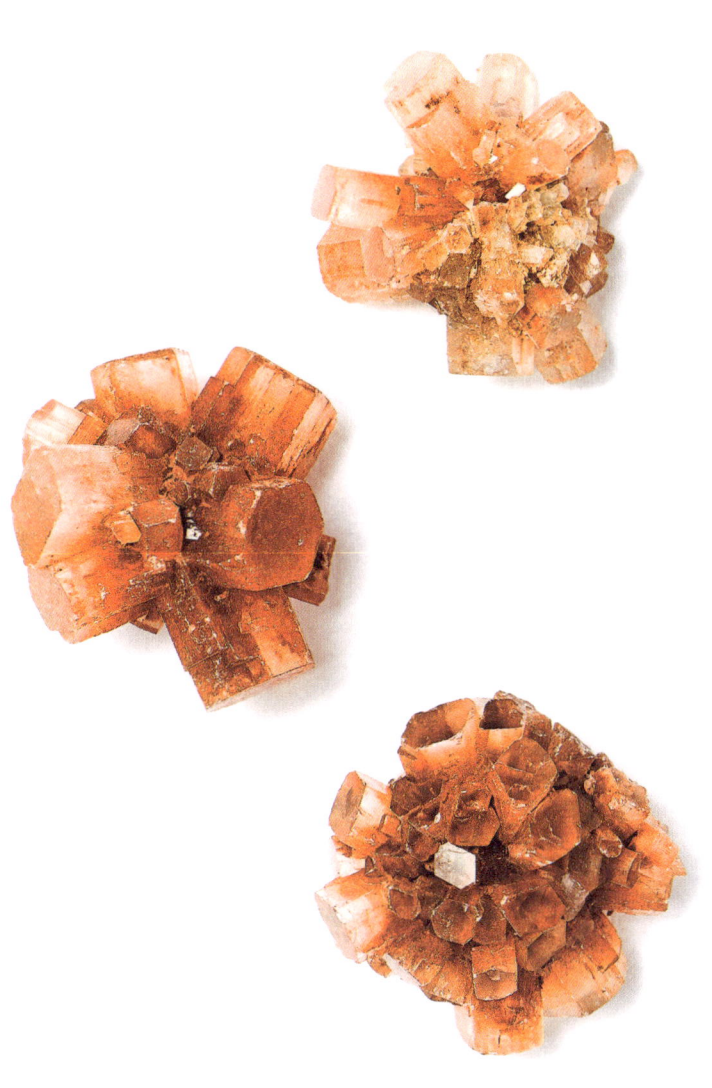

ZINKIT

Energie **+** Kreativität **+** Manifestation

 Farbe: Gelb + Orange + Rot

 Chakra: Sakrum + Wurzel

 Vorkommen: USA

Warum er magisch ist: Zinkit wirkt stark stimulierend. Er befreit von Lethargie, füllt die Energievorräte wieder auf und entfacht Leidenschaft – für das Leben, einen Partner oder ein Projekt. Mit den unteren Chakren verbunden, hat er die Kraft zu erden, fördert Kreativität und tiefe persönliche Macht. Zinkit verbessert die Intuition, reinigt die Energie und lässt Sie mit Ihren Instinkten in Verbindung treten. Als starkes Mineral der Manifestation kann er Überfluss und Wohlstand bringen. Er soll den Stoffwechsel anregen, die Nährstoffaufnahme unterstützen und für gesunde Nägel, Haare und Haut sorgen.

Wissenswert: Reines Zinkit (die Mineralform von Zinkoxid) ist farblos. Seine rot-orangene Färbung verdankt es Verunreinigungen mit Manganoxid.

ANWENDUNGEN:

 Persönlich: Verwenden Sie den Kristall in Verbindung mit Visualisierungen, um der Manifestation zusätzliche Kraft zu verleihen.

 Zuhause: Reinigt abgestandene Energie.

 Arbeit: Löst kreative Blockaden auf.

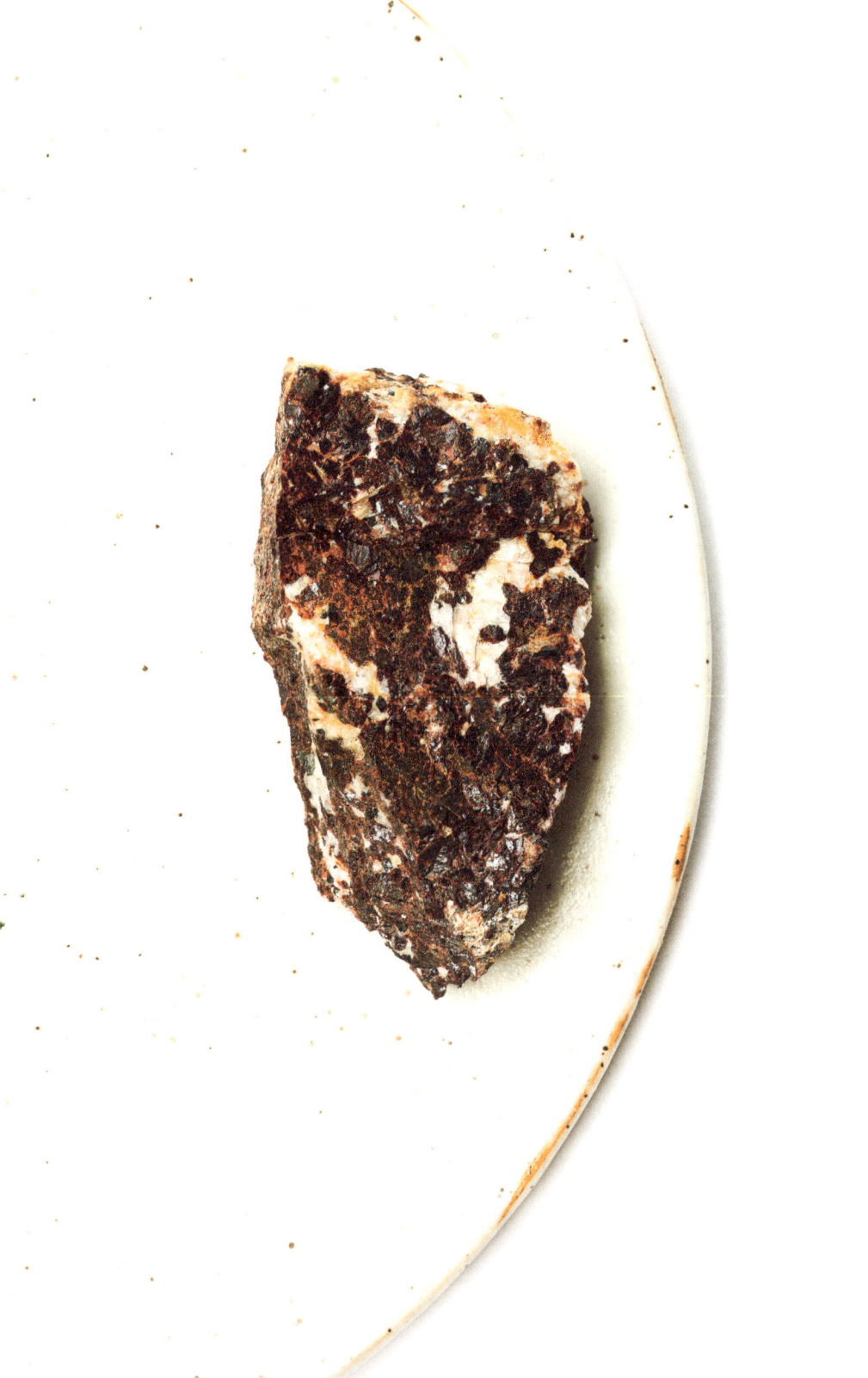

KARNEOL

Kreativität + Mut + Selbstvertrauen

 Farbe: Orangerot

 Chakra: Sakrum + Wurzel

 Vorkommen: Brasilien, Deutschland, Indien

Warum er magisch ist: Karneol ist ein energiespendender Stein, ein belebender Motivator, der Zweifel zerstreut und einen vertrauensvollen Weg nach vorn ebnet. Er gilt als Stein der Sänger, der seinem Anwender eine klare und kräftige Stimme schenkt, vor Auftritten das Lampenfieber lindert und ihn befähigt, sein Bestes zu geben. Dank seiner Kraft, die Kreativität zu steigern, ist er für künstlerisch Tätige wohltuend. Sein feuriges Aussehen entspricht seinen emotionalen Eigenschaften: Er bringt das Sakralchakra ins Gleichgewicht, steigert damit die Leidenschaft und Energie und starkt die Identität und den Selbstausdruck. Karneol wird mit einer verstärkten Durchblutung assoziiert und kann bei prämenstruellem Syndrom (PMS) und der Menopause Linderung verschaffen.

Wissenswert: Die Bezeichnung Karneol, eine Abwandlung des lateinischen *corneolus* oder *cornelius*, leitet sich möglicherweise vom Namen der Kornelkirsche ab. Eisenoxidverunreinigungen verleihen diesem Mineral seinen Farbton.

ANWENDUNGEN:

 Persönlich: Tragen Sie ihn bei sich, um Ihr Vertrauen zu stärken.

 Zuhause: Im Schlafzimmer facht der Stein Romantik und Leidenschaft neu an.

  Arbeit: Beseitigt Unentschlossenheit und das Aufschieben und steigert die Produktivität.

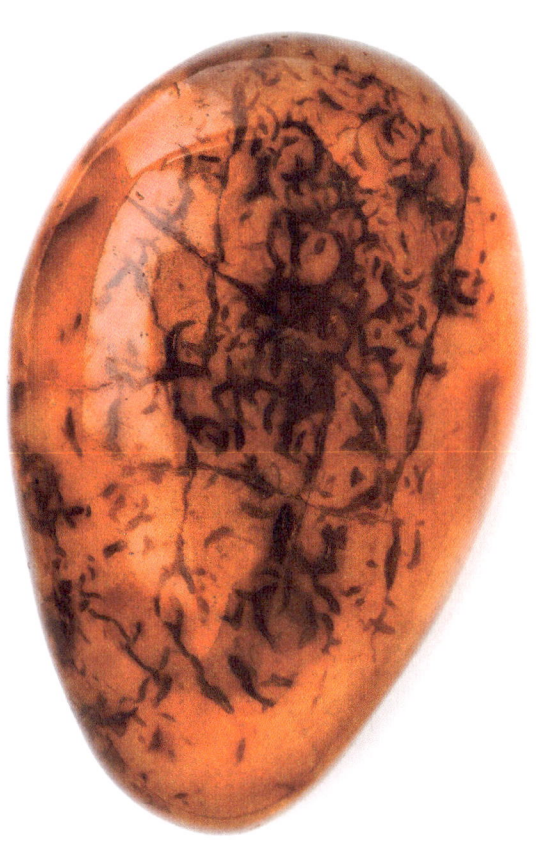

ROTER JASPIS

Leidenschaft **+** Einsicht **+** Anregung

 Farbe: Rot

 Chakra: Sakrum + Wurzel

 Vorkommen: Deutschland, Indien, USA

Warum er magisch ist: Roter Jaspis erzeugt sanft, aber wirksam Lebenskraft – er steigert die Vitalität und füllt erschöpfte Energiedepots wieder auf. Er ist auch ein Schutzstein gegen körperliche und geistige Gefahren. Als erdender Stein stärkt er die tiefe Verbundenheit mit der Erde und stabilisiert in Zeiten von Chaos. Für Kreative ist er ausgezeichnet, denn er regt geistig an und kann das Interesse an fortlaufenden Arbeiten neu entfachen. Roter Jaspis stärkt auch die Ausdauer und Vitalität und kann die sexuelle Leidenschaft entfesseln. Seine stimulierende Energie klärt geistigen »Nebel« und erinnert an die Schönheit und Freude im Leben. Heiler glauben, dass er den Kreislauf anregt und besonders Frauen nützt, indem er den Blutverlust nach der Geburt abschwächt.

Wissenswert: Jaspis ist eine Kombination aus Chalcedon und anderen Mineralien. Seine rote Farbe verdankt er Eiseneinschlüssen. Der Name Jaspis bedeutet »gesprenkelter Stein«, er leitet sich über das Lateinische aus dem Griechischen ab. Manche indigenen Völker Nordamerikas bezeichnen ihn als Blut der Erde.

ANWENDUNGEN:

 Persönlich: Setzen Sie sich mit rotem Jaspis an einen ruhigen Ort, wenn Sie Ihre Energie oder Kreativität auf Touren bringen möchten.

 Zuhause: Im Schlafzimmer entfacht er die Leidenschaft neu oder verbessert die sexuelle Harmonie.

 Arbeit: Verbessert die Fähigkeit, Dinge zu erledigen, und stärkt gleichzeitig die Harmonie.

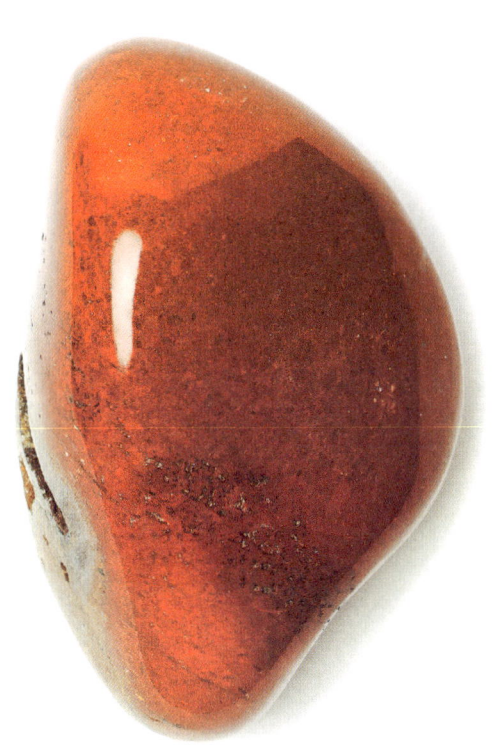

MENALIT

Weibliche Energie ✦ Weisheit ✦ Geborgenheit

 Farbe: Weiß + Beige + Grau

 Chakra: Sakrum

 Vorkommen: Kanada, Marokko

Warum er magisch ist: Menalit besitzt die Schwingungen weiblicher Energie. Der kalkhaltige Kristall gilt wegen seiner Fähigkeit, mit dem weiblichen Göttlichen zu verbinden, als Stein der Göttin. Er hat auch eine stark erdende Energie und stellt eine tiefe Verbundenheit zu Mutter Erde her. Für die indigenen Völker Nordamerikas ist Menalit ein Zauberstein, den sie als Glücksbringer nutzen. Besonders in Zeiten von Übergängen ist er hilfreich, vor allem für Frauen, die er durch die Lebenszyklen und die damit verbundenen Änderungen leitet, von der Pubertät über die Mutterschaft bis zur Menopause. Er hilft auch bei den jeweiligen körperlichen Veränderungen und lindert hormonelle Störungen. Heiler unterstützen mit dem Stein die Fruchtbarkeit und das Stillen.

Wissenswert: Menalit ist eine Konkretion, ein Mineralaggregat, das in Sedimenten entsteht, die in Gletscherseen zurückgeblieben sind. Sein Name leitet sich von Ménilmontant ab, dem Stadtteil von Paris, wo er erstmals beschrieben wurde.

ANWENDUNGEN:

 Persönlich: Frauen sollten den Stein bei Umbrüchen im Leben nah bei sich tragen, zur körperlichen und emotionalen Unterstützung.

 Zuhause: Fördert eine Atmosphäre der Geborgenheit und Zuwendung.

 Arbeit: Sorgt für Erdung in einer chaotischen oder stressigen Umgebung.

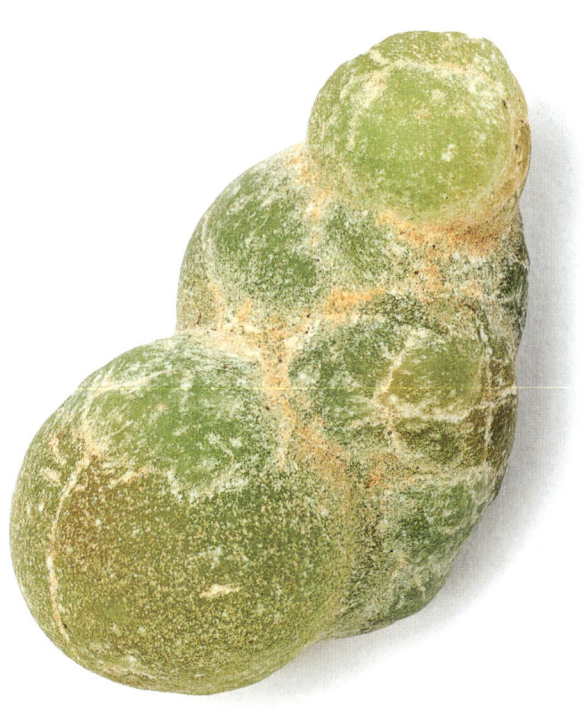

SCHWARZER ONYX

Stabilität + Stärke + Produktivität

 Farbe: Schwarz

 Chakra: Wurzel + Erde + höhere Erde

 Vorkommen: China, Indien

Warum er magisch ist: Schwarzer Onyx ist ein Stein der Stärke – emotional und körperlich. Er verstärkt Selbstvertrauen und Mut. Außerdem ist er ein Stein der Stabilität, er ist stark erdend, insbesondere in Zeiten von Übergängen. Wenn alte emotionale Verletzungen Sie belasten, hilft schwarzer Onyx, Traurigkeit und Schmerz loszulassen. Zusätzlich hat er die Macht, widerstreitende Energien ins Gleichgewicht zu bringen. Aggression oder Intensität werden in den Dienst eines höheren Ziels gestellt und wandeln sich in Motivation zum Erreichen von Zielen um. Er stärkt auch die Selbstdisziplin und Willenskraft. Als starker Schutzstein wehrt dieses Mineral Negativität ab. Heilern zufolge erhöht er die Ausdauer und spendet nach Krankheit oder Erschöpfung wieder Kraft.

Wissenswert: Schwarzer Onyx ist eine Form von Chalcedon. Wie Achat kann er gelegentlich eine weiße Bänderung aufweisen.

ANWENDUNGEN:

 Persönlich: Wenn Sie unachtsam sind oder sich nicht im Griff haben, hilft schwarzer Onyx, sich zu zentrieren und einen klaren Kopf zu bekommen.

 Zuhause: Der Stein beschützt einen Ort, vor allem nach Sonnenuntergang.

 Arbeit: Er verbessert die Konzentration und die Fähigkeit, mehrere Dinge gleichzeitig zu erledigen.

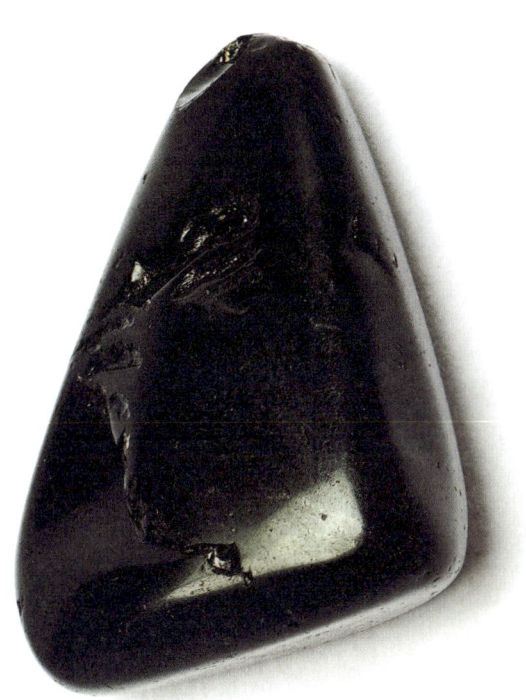

OBSIDIAN

Klarheit + Schutz + Selbstkontrolle

 Farbe: Schwarz

 Chakra: Wurzel + Erde + höhere Erde

 Vorkommen: Argentinien, Griechenland, Neuseeland

Warum er magisch ist: Obsidian ist ein Wahrsager. Er wird Ihr tiefstes Sein offenlegen, die Vergangenheit loslassen und einen positiven Seinszustand schenken. Dieser Stein kann Traumata aufdecken und Unwahrheiten aufklären und im Angesicht von Dunkelheit und Herausforderungen Kraft geben, indem er an das Licht auf der anderen Seite erinnert. Als großer Schutzstein klärt Obsidian negative Energie (reinigen Sie ihn daher oft) und setzt geistigem Geplapper und Unentschiedenheit ein Ende. Der dunkle, erdende Stein gibt Kraft und Selbstkontrolle, er entgiftet den Körper, unterstützt die Verdauung und lindert Schmerzen.

Wissenswert: Obsidian ist ein vulkanisches Glas, das sich bildet, wenn Lava an die Erdoberfläche dringt und sich schnell abkühlt.

ANWENDUNGEN:

 Persönlich: Legen Sie ihn auf Ihren Nachttisch, um Stress abzubauen und über seine Ursache Klarheit zu gewinnen.

 Zuhause: Der Stein verleiht einem Raum eine positive Atmosphäre.

 Arbeit: Er bietet Schutz in einem feindseligen Arbeitsumfeld.

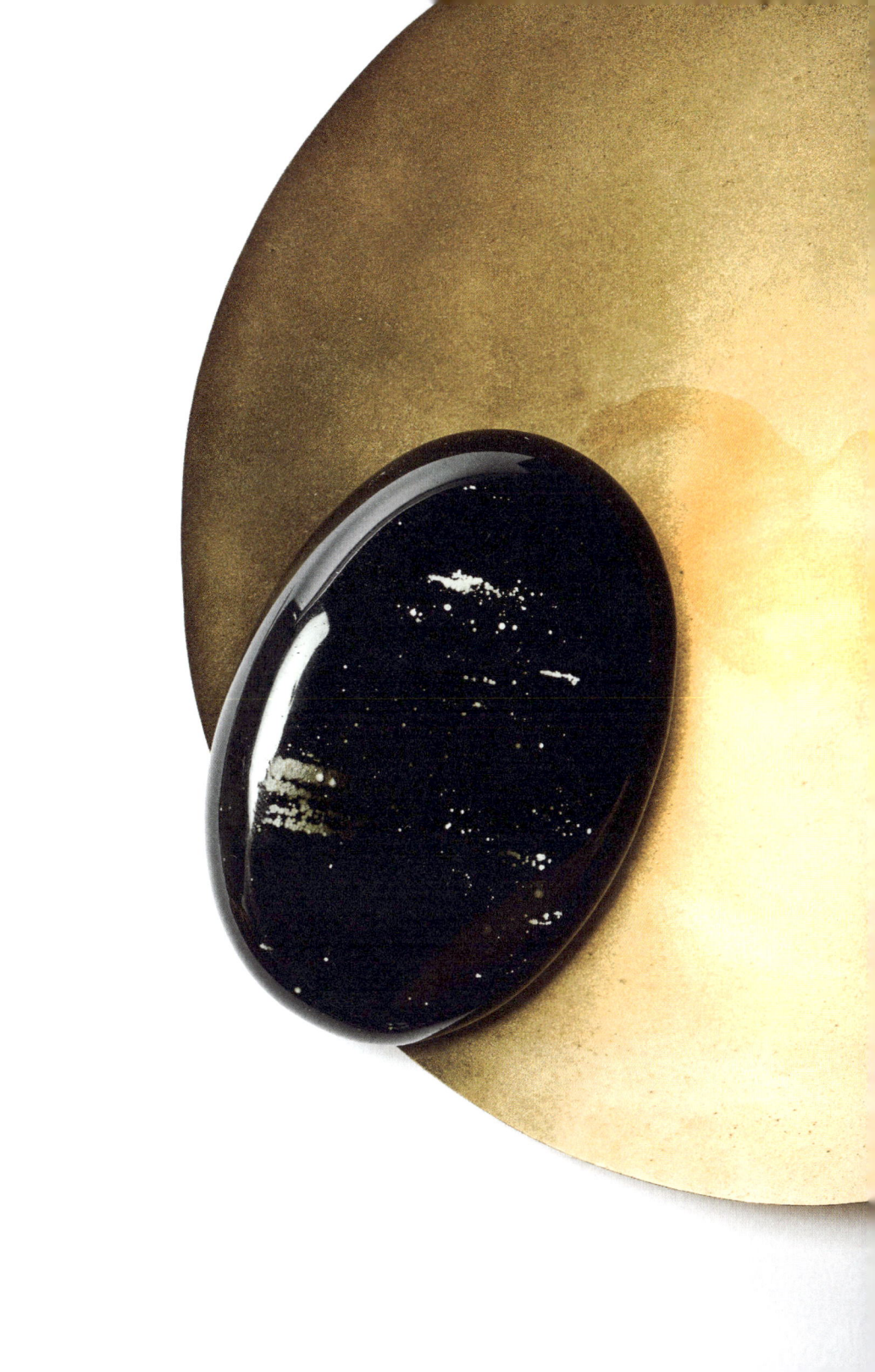

SCHWARZER TURMALIN

Schutz ✦ Erdung ✦ Reinigung

 Farbe: Schwarz

 Chakra: Wurzel + Erde + höhere Erde

 Vorkommen: Brasilien, Namibia, Pakistan

Warum er magisch ist: Schwarzer Turmalin bietet starken Schutz. Der erdende Stein absorbiert äußere negative Energie und wehrt sie ab, löst innere Negativität auf und schenkt einen positiveren Seinszustand. Das reinigende Mineral löst Energieblockaden, bringt die Chakren in Harmonie und regt so den Energiefluss an. Er wirkt auf das Wurzelchakra und stellt eine Verbindung zur Erde, dem physischen Körper und der Spiritualität her, wodurch sich ein wunderbares Gleichgewicht einstellt. In der Nähe eines Computers oder Mobiltelefons neutralisiert er elektromagnetische Strahlung. Der Stein soll die Vitalität und diese wiederum das Immunsystem in Schwung bringen.

Wissenswert: Turmalin bezeichnet eine ganze Familie von Mineralien: Schwarzer Turmalin, auch Schörl genannt, erhält seine Farbe durch das Eisen. Erwärmt oder reibt man ihn, lädt er sich elektrostatisch auf. Er ist ein guter elektrischer Leiter.

ANWENDUNGEN:

 Persönlich: Wenn Sie überlastet oder hoch emotional sind, halten Sie beim Meditieren schwarzen Turmalin in der Hand. Er schenkt Energie und zentriert.

 Zuhause: Der Stein schützt einen Raum vor negativen Schwingungen.

  Arbeit: Kann Uneinigkeit mit einem Kollegen oder Vorgesetzten neutralisieren.

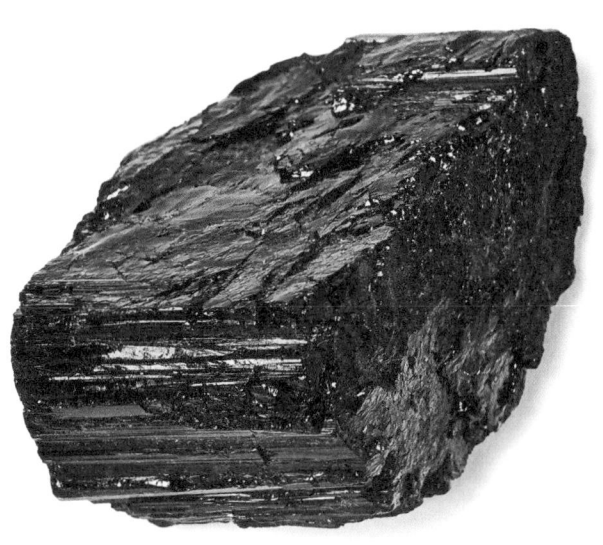

REGISTER

A
Absicht 8
Amazonit 11, 12, 19, 86
Amethyst 13, 19, 30, 44
Ängste 40, 56, 62, 70, 96,
    110, 118, 120, 132
Apatit 82
Apophyllit 12, 48
Aqua-Aura-Quarz 52
Aquamarin 90
Aragonit 12, 142
Aventurin
    blauer 68
    grüner 12, 98
Azurit 60

B
Bandachat 64
Bergkristall 11, 12, 30
Bernstein 120
beruhigen 26, 36, 40, 48,
    52, 54, 64, 66, 68, 70,
    84, 90, 92, 112, 136
Bewusstsein, höheres
    60, 64
Blauer Aventurin 68
Blue-Lace-Achat
    siehe Chalcedon
Blutstein 140
Bornit 24

C
Calcit
    gelber 136
    grüner 102
Chakra 19
    drittes Auge 19, 24, 28,
        32, 36, 38, 44, 46, 52,
        54, 60, 62, 64, 66, 68,
        70, 72, 74, 76, 78, 80
    Erde 19, 132, 140, 152,
        154, 156
        höhere 19, 140, 152,
            154, 156

Hals 19, 26, 52, 60, 66,
    68, 70, 72, 80, 82, 84,
    86, 88, 90, 92, 94
Herz 19, 46, 56, 58, 74,
    86, 92, 94, 96,98,
    100, 102, 104, 106,
    108, 110, 112, 114, 116,
    118
    höheres 19, 90, 96,
        98, 100, 102
Krone 19, 26, 28, 30,
    32, 34, 36, 38, 40, 42,
    44, 46, 48, 50, 52, 54,
    56, 58
    höhere 19, 26, 28, 30,
        32, 34, 36
Reinigung 22, 58, 60, 62
Sakral 19, 104, 128,
    130, 134, 136, 138, 140,
    142, 144, 146, 148, 150
Solarplexus 19, 26, 28,
    36, 42, 112, 114, 118,
    120, 122, 124, 126, 128,
    130, 132, 134, 136, 138
Wurzel 19, 40, 62, 64,
    78, 122, 124, 128,
    132, 134, 140, 142,
    144, 146,148, 152,
    154, 156
Chakren 19
Chalcedon 84
Charoit 46
Chrysokoll 13, 19, 92
Chrysopras 104
Citrin 12, 30, 42
Coelestin 11, 12, 26
Cordierit 11, 76

D
Denken, klares 30, 32, 36,
    48, 64, 68, 80, 86, 152
Depression 42, 110
Drittes Auge 19, 24, 28, 32,
    36, 38, 44, 46, 52, 54,

60, 62, 64, 66, 68, 70,
    72, 74, 76, 78, 80
Dumortierit 19, 70

E/F
elektromagnetische
    Strahlung 74, 78, 86,
    100, 132, 156
energetisieren 30, 98, 118,
    122, 126, 136, 138, 144,
    146, 148
Energie 24, 34, 100
    männlich 68, 78, 130
    weiblich 36, 38, 56, 92,
        150
entgiften 24, 26, 30, 58,
    76, 88, 104, 106, 112,
    140, 154
Erdchakra 19, 132, 140, 152,
    154, 156
Erde 17
erden 40, 58, 64, 78, 80,
    122, 124, 130, 132, 140,
    142, 144, 148, 150, 152,
    154, 156
Erkenntnis 76, 148
Fluorit 11, 13, 74
    grüner 94

G
Gelber Calcit 136
Gelber Jaspis 122
Gleichgewicht herstellen
    30, 34, 74, 82, 96, 112,
    124, 128, 134
Goldtopas 126
Grüner Aventurin 12, 98
Grüner Calcit 102
Grüner Fluorit 94

H
Halschakra 19, 26, 52, 60,
    66, 68, 70, 72, 80, 82,
    84, 86, 88, 90, 92, 94

Hämatit 13, 124
harmonisieren 30, 32, 50, 64, 74, 94, 96, 98, 100
heilen 88, 94, 108, 120
Herkimer-Diamant 13, 30, 32
Herzchakra 19, 46, 56, 58, 74, 86, 92, 90, 94, 96,98, 100, 102, 104, 106, 108, 110, 112, 114, 116, 118
Howlith 40

I/J/K
Immunität verbessern 24, 74, 94, 134, 140
Intuition 28, 38
Iolith *siehe* Cordierit
Jade 108
Jaspis
gelber 122
roter 19, 148
Kaktusquarz 50
Karneol 30, 146
Kommunikation 52, 82, 84, 86, 88
Kreativität 24, 28, 76, 126, 146, 148
Kristalle
Arbeit 12
Aufbewahren 17
Aufladen 14
Auswählen 9
Formen 9
Geschenk 13
Gitter 11
Kauf 9
Reinigung 14
Reise 13
roh 9
trommelgeschliffen 9
Zuhause 12
Kronenchakra 19, 26, 28, 30, 32, 34, 36, 38, 40, 42, 44, 46, 48, 50, 52, 54, 56, 58

L
Labradorit 13, 28
Lapislazuli 72

Lepidolith 54
Liebe 56, 92, 96, 100,106, 110, 114, 118, 120

M/N
magischer Stein 28
Malachit 13, 100
Mangancalcit 56
Meditation 11, 36, 70, 90, 136
Menalit 150
Mondlicht, Baden in 17
Mondstein 13, 38
Mookait 134
nährend 38, 92
Nuummit 78

O/P
Onyx, schwarzer 152
Obsidian 154
Peridot 116
Prehnit 112
Pyrit 12, 130

Q/R
Quarz 22, 30,32, 42, 44, 50, 68, 70, 84, 96, 98, 128, 132
Rauch 14
Rauchquarz 11, 12, 132
Regenbogenquarz 22
reinigen 30, 36, 52, 62, 74, 94, 120, 140, 156
Rhodochrosit 114
Rhodonit 13, 106
Rituale 10–11
Altar 10
Bad 10
Trinken 10–11
Rosa Turmalin 110
Rosenquarz 13, 96
Roter Jaspis 19, 148
Ruhe 44, 84, 86

S
Sakralchakra 19, 104, 128, 130, 134, 136, 138, 140, 142, 144, 146, 148, 150
Salz 14
Saphir 66

Schlaf 11
Schlaflosigkeit 32, 36, 44, 66, 70
Schutz 24, 28, 58, 62, 64, 90, 100, 116, 120, 122, 126, 130, 134, 140, 154, 156
Schwarzer Onyx 152
Schwarzer Turmalin 12, 13, 156
Selenit 12, 36
Serpentin 58
Sodalith 12, 80
Solarplexus 19, 26, 28, 36, 42, 112, 114, 118, 120, 122, 124, 126, 128, 130, 132, 134, 136, 138
Sonnenbad 17
Sonnenlicht 17
Sonnenstein 19, 138
Spiritualität 26, 28, 44, 46, 50, 66, 70, 72, 76
Stimmung stabilisieren 54
Stimulation 148

T
Tigerauge 12, 128
Topas 34
Transformation 22
Träume 26, 72, 108
Türkis 88
Turmalin
rosa 110
schwarz 12, 13, 156

V/W/Y/Z
Variscit 118
Vergebung 104, 106
Visualisierung 17
Wasser 14
Wiedergeburt 24
Wohlstand 42, 66, 102, 116, 120, 128
Wurzelchakra 19, 40, 62, 64, 78, 122, 124, 128, 132, 134, 140, 142, 144, 146, 148, 152, 154, 156
Wüstenrose 13, 62
Zinkit 19, 144
Zorn 70, 92

DANKSAGUNGEN

Besonderer Dank gilt Catie Ziller, die dieses Buch ermöglicht hat, Kathy Steer, die meinen Wörtern einen schöneren Klang verliehen und Michelle Tilly, die alles wundervoll gestaltet hat. Besonderer Dank an Julia Stotz für ihr präzises Auge und ihre magischen Fotos. Danke an Skye Whitley, der sich um die Mineralien gekümmert hat, an House of Intuition und Spellbound Sky für die herrlichen Exemplare und an Caroline Hwang, die mich mit Marabout bekannt gemacht hat. Danke an meine Eltern Pete und Jan Butterworth und meine Schwiegereltern Romualdo und Yolanda Avila für viele Stunden des Babysittens, die mir das Schreiben ermöglicht haben, und an Ro, das tollste Baby der Welt. Danke auch an meinen Partner Manuel, der meine energetischen Anstrengungen unterstützt und meine Energie mit seinen hohen Schwingungen stärkt.

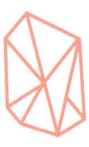

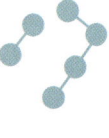

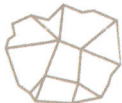

Für die französische Ausgabe:
Autorin Lisa Butterworth
Projektleitung Catie Ziller
Projektbetreuung Kathy Steer
Fotos Julia Stotz
Gestaltung und Satz Michelle Tilly

Für die deutsche Ausgabe:
Programmleitung Monika Schlitzer
Redaktionsleitung Anne Heinel
Projektbetreuung Doreen Wolff
Herstellungsleitung Dorothee Whittaker
Herstellungskoordination Arnika Marx
Herstellung Claudia Bürgers

Übersetzung Anke Wellner-Kempf
Lektorat Barbara Kiesewetter

Titel der französischen Originalausgabe:
Lithothérapie. Le bien être par les minéraux.

Der Originaltitel erschien 2018 in Frankreich bei Hachette Livre, Marabout, Vanves Cedex

ISBN 978-3-8310-3736-0

Druck und Bindung: Toppan Leefung, China

MIX
Papier aus verantwortungsvollen Quellen
FSC
www.fsc.org
FSC® C104723

www.dorlingkindersley.de

Hinweis
Die Informationen und Ratschläge in diesem Buch sind von der Autorin und vom Verlag sorgfältig erwogen und geprüft, dennoch kann eine Garantie nicht übernommen werden. Eine Haftung der Autorin bzw. des Verlags und seiner Beauftragten für Personen-, Sach- und Vermögensschäden ist ausgeschlossen.